# MARKETING
# NA ODONTOLOGIA

### Estratégias para o Sucesso

# MARKETING NA ODONTOLOGIA

## Estratégias para o Sucesso

**Marcia Nana**

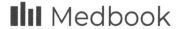
Medbook

*MARKETING* NA ODONTOLOGIA – Estratégias para o Sucesso
Direitos exclusivos para a língua portuguesa
Copyright © 2013 by
MEDBOOK – Editora Científica Ltda.

NOTA DA EDITORA: Apesar de terem envidado o máximo esforço para localizar os detentores dos direitos autorais de qualquer material utilizado, a autora e a editora desta obra estão dispostas a acertos posteriores caso, inadvertidamente, a identificação de algum deles tenha sido omitida.

**Editoração Eletrônica:** REDB – Produções Gráficas e Editorial Ltda.

CIP-BRASIL. CATALOGAÇÃO-NA-FONTE
SINDICATO NACIONAL DOS EDITORES DE LIVROS, RJ

---

N168m

    Nana, Marcia
       Marketing na odontologia : estratégias para o sucesso / Marcia Nana. - 1. ed. - Rio de Janeiro : MedBook, 2013.
      144 p. : il. ; 21 cm.

    ISBN 978-85-99977-93-4

    1. Planejamento estratégico. 2. Marketing - Planejamento. 3. Cuidados médicos - Marketing. I. Título.

| 13-01632 | CDD: 362.10688 |
| --- | --- |
| | CDU: 616.314:658.8 |

---

03/06/2013 04/06/2013

Reservados todos os direitos. É proibida a duplicação ou reprodução deste volume, no todo ou em parte, sob quaisquer formas ou por quaisquer meios (eletrônico, mecânico, gravação, fotocópia, distribuição na Web ou outros), sem permissão expressa da Editora.

# ▮▮▮ Medbook

**MEDBOOK – Editora Científica Ltda.**
Avenida Treze de Maio 41/sala 804 – Cep 20.031-007 – Rio de Janeiro – RJ
Telefone: (21) 2502-4438 – www.medbookeditora.com.br
contato@medbookeditora.com.br – vendasrj@medbookeditora.com.br

# APRESENTAÇÃO

Quando a autora falou-me sobre este livro e convidou-me para fazer a apresentação, senti-me ao mesmo tempo extremamente honrado e entusiasmado. Honrado pela distinção e deferência à minha pessoa. Entusiasmado, porque a Odontologia passa a contar com uma obra de altíssima qualidade.

Este livro foi elaborado pela professora Marcia Nana, que teve a coragem de sonhar primeiro e acreditou ser possível criar algo para além da aplicação do *marketing* e da gestão, como fórmula para a conquista do sucesso profissional.

Para facilitar a leitura, o livro foi dividido em dez capítulos. As amplas considerações com que são tratados os diversos capítulos, bem como o comportamento desejável do profissional no sentido de ampliar seus conhecimentos sobre o assunto, tornam esta publicação uma obra bastante completa no gênero.

Tenho certeza do sucesso deste livro. Daí a minha convicção de que ele passará a fazer parte da biblioteca de todos que se interessam pelo *marketing* na Odontologia.

Boa leitura.

*Paulo Murilo Oliveira da Fontoura – CD*
Presidente da Associação Brasileira de Odontologia,
Seção do Rio de Janeiro – ABO-RJ

# PREFÁCIO

Quando finalizei minha especialização em *marketing*, não pensava que iria lidar com tantos desafios motivadores. São consultorias, palestras, treinamentos, eventos, publicações, entre outros, que fazem de cada trabalho concluído uma conquista recompensadora em termos de novos conhecimentos e parcerias.

E na Odontologia o panorama não foi diferente. Há dez anos tenho aplicado as ferramentas de *marketing* junto a este segmento, e confesso que cada ação tem proporcionado resultados satisfatórios para a minha profissão. Não apenas no sentido de atender às expectativas dos meus clientes, como também quanto às experiências que tenho adquirido junto aos dentistas.

É prazeroso realizar um trabalho em parceria com profissionais competentes e qualificados, sempre em busca de atualizações e que visualizam o mercado como um todo.

Durante o período de trabalho na área da Odontologia, posso afirmar que cada cliente foi responsável pelo meu crescimento profissional e, além de clientes, tive a felicidade de conquistar muitos amigos.

Alguns estão presentes neste livro, outros, por falta de tempo, não puderam participar, mas certamente contribuíram, e muito, para os resultados alcançados com esta publicação.

O livro propõe um direcionamento do planejamento das ações de *marketing* no consultório no sentido de auxiliar a escolha de ferramentas e estratégias, qualificar a equipe de trabalho e cuidar da imagem do consultório por meio de técnicas de captação e fidelização de pacientes, promovendo um relacionamento de excelência e qualidade.

Seu principal objetivo é a organização do consultório como um todo, visando à melhoria contínua da prestação de um serviço fundamental para a sociedade, como é o caso dos serviços odontológicos.

Cada tópico abordado neste livro pode ser desdobrado em muitos outros, pois o mercado é amplo e mutável, e cada planejamento depende de variáveis internas e externas e das necessidades e objetivos de cada dentista.

O livro inclui o Plano de Marketing, com exemplos fictícios, e um formulário para avaliação do consultório que auxiliará os dentistas na elaboração e construção de seu planejamento.

Desejo com esta publicação retribuir o carinho com o qual sou sempre recebida pelos profissionais da Odontologia.

Agradeço a Deus pela sua presença constante.

E agradeço à minha família, pois são os pilares de minha existência. Cada um de vocês ocupa um lugar especial em meu coração.

*Marcia Nana*
ideia_consultoria@yahoo.com.br

# SUMÁRIO

## CAPÍTULO 1

**Marketing** ........................................................................ 1

Conceitos ...................................................................... 2
Estratégias de *marketing* ............................................. 3
A análise SWOT .......................................................... 4
A análise PEST ............................................................ 5

## CAPÍTULO 2

**Marketing na Odontologia** ........................................... 9

O paciente .................................................................... 9
O perfil do paciente ..................................................... 10
*Mix* de *marketing* ....................................................... 11
O Serviço prestado ...................................................... 12
Ponto ............................................................................ 14
Promoção ..................................................................... 14
Propaganda .................................................................. 15
*Endomarketing* ........................................................... 16
Preço ............................................................................ 17
Posicionamento ........................................................... 19
A missão do consultório .............................................. 22
A *hora da verdade* ...................................................... 23
Qualidade no atendimento .......................................... 24
Princípios para um atendimento de qualidade ........... 24
Relacionamento com os pacientes – *marketing* de relacionamento . 28
Observando a concorrência ......................................... 34

## CAPÍTULO 3
**A Equipe de Trabalho** ..................................................... **37**

Motivação ........................................................................... 38
Investimento em treinamento .................................................. 39
Relacionamento interpessoal ..................................................... 40
Comprometimento e produtividade .......................................... 44
Uniformes e apresentação pessoal .............................................. 45
Comunicação por telefone ....................................................... 46
Respondendo a *e-mails* ........................................................... 47

## CAPÍTULO 4
**Aplicação das Ações de *Marketing*** .................................. **49**

Ações a serem implantadas ....................................................... 51
Ações do dentista no dia a dia .................................................. 52
Ações de responsabilidade socioambiental ................................. 60
A tecnologia usada a favor do profissional .................................. 62
O *marketing* e a ética ............................................................... 68

## CAPÍTULO 5
**Gestão do Consultório** .................................................... **71**

Funções da administração ......................................................... 71
Gestão financeira ..................................................................... 79

## CAPÍTULO 6
**O *Marketing* e a Qualidade Total** .................................. **83**

Modelo de qualidade 5 S .......................................................... 84

## CAPÍTULO 7
**Plano de *Marketing*** ........................................................ **91**

Planejamento ........................................................................... 92
Implantação do plano ............................................................... 94
Avaliação e controle ................................................................. 95

## CAPÍTULO 8
**Praticando o *Marketing*** ................................................. **107**

Formulário para Avaliação do Consultório ................................. 109

**CAPÍTULO 9**
A Visão dos Dentistas sobre o *Marketing* na Odontologia .. 111

**CAPÍTULO 10**
Comentários Finais ................................................................. 117

Índice Remissivo....................................................................... 121

# MARKETING
## NA
## ODONTOLOGIA
### ESTRATÉGIAS PARA O SUCESSO

# CAPÍTULO 1

# *Marketing*

*"Vemos a administração de marketing como a arte e a ciência da escolha de mercados-alvo e da captação, manutenção e fidelização de clientes por meio da criação, da entrega e da comunicação de um valor superior para o cliente."*
(Philip Kotler)

Nas últimas décadas, o *marketing* tem se tornado uma das principais ferramentas utilizadas pelas empresas que desejam manter-se ativas e competitivas no mercado.

As práticas de *marketing* iniciaram-se de maneira tímida após a Revolução Industrial, quando a criação de várias empresas transformou o mercado, o qual se tornou mais competitivo com o final da Segunda Guerra, levando os mercadólogos a preocupar-se com estratégias de captação e retenção dos clientes.

A evolução e a inovação tecnológica, somadas às facilidades de comunicação, foram decisivas para a ampliação desses estudos, que deviam ser adequados aos momentos e ao perfil do consumidor.

O *marketing* segmentou-se e ampliou sua área de atuação, analisando as ações de modo a gerar os melhores resultados para as empresas.

A palavra *marketing* não tem uma tradução na língua portuguesa, mas, pelo papel desempenhado, podemos definir o *marketing* como um estudo de mercado.

## CONCEITOS

Em 1985, a AMA (American Marketing Association) adotou sua primeira definição sobre o *marketing*:

*Marketing* é o processo de planejamento e execução de conceitos, precificação, promoção e distribuição de bens, ideias e serviços para criar trocas que satisfaçam os objetivos dos indivíduos e das empresas.

Após 20 anos, com todas as mudanças e transformações sofridas pela sociedade, a AMA redefine o *marketing* e passa a conceituá-lo como:

*Marketing* é uma função organizacional e um conjunto de processos que envolvem a criação, a comunicação e a entrega de valor para os clientes, bem como a administração do relacionamento com eles, de modo que beneficie a organização e seu público interessado[1].

Para Philip Kotler[2], o *marketing* é um processo social por meio do qual pessoas e grupos de pessoas obtêm aquilo de que necessitam e desejam por meio da criação, oferta e troca de produtos e serviços.

Richers[3] define *marketing* como as atividades sistemáticas de uma organização humana voltadas à busca e à realização de trocas com seu meio ambiente, visando a benefícios específicos.

O *marketing* consiste em uma relação de troca e tem seu foco no cliente, que é quem mantém qualquer empresa ativa. É o responsável pela rentabilidade da empresa e por isso deve ser atendido em todas as suas necessidades e desejos.

Desse modo, conhecer seu cliente, os desejos e as necessidades tornam-se essenciais para o planejamento de ações que a empresa irá adotar.

No entanto, com a concorrência acirrada em virtude da alta competitividade no mercado, atender aos desejos e necessidades de seu público já não é mais suficiente, e o foco agora passa a ser a superação desses desejos, surpreendendo os clientes por meio de diferenciais que o façam sobressair em relação à concorrência.

O que seu cliente deseja? O que necessita? Como atender e superar suas necessidades? Essas são as indagações das empresas que buscam, a cada momento, uma diferenciação focada no consumidor.

Manter seus produtos ou serviços adequados às necessidades de seus públicos faz parte da estratégia de *marketing*.

## ESTRATÉGIAS DE *MARKETING*

Para Kotler[2], as estratégias de *marketing* devem caminhar de acordo com as variáveis do ambiente, principalmente as do macroambiente, que não são controláveis. Entre elas temos as variáveis econômicas, demográficas, culturais, tecnológicas e político-legais.

Participantes do mercado devem prestar muita atenção nas tendências e nos acontecimentos desses ambientes e realizar ajustes oportunos em suas estratégias de *marketing*.

Muitas empresas bem-estruturadas já sofreram derrotas por não se importar com as variáveis do macroambiente. Essas variáveis têm forças que causam impacto sobre qualquer empresa, mesmo as que já estão no mercado há algum tempo.

Quem não se lembra da Mesbla, da Vasp e do Grupo Matarazzo (grandes empresas que fecharam as portas por não acompanharem as mudanças macroambientais)?

A solução é manter-se atento a essas variáveis, lembrando sempre que elas mudam constantemente e que sua organização deve acompanhar e adequar-se ao novo.

A tecnologia é um exemplo desse processo. Desde os anos 1980, com o advento da globalização e da internet, as empresas que não se informatizaram se tornaram obsoletas.

Como competir com as empresas informatizadas que, por meio de diversos programas de computador, geram milhares de *e-mails*, *sites*, *newsletters* e criam banco de dados com informações precisas de seus clientes, fornecedores, pagamentos e recebimentos?

Não podemos esquecer aqui as redes sociais, que recentemente se transformaram em uma ferramenta superpoderosa de divulgação e captação de clientes.

Entre os fatores socioculturais pode ser destacado o aspecto socioambiental, que tem sido uma das prioridades para o novo perfil desejado das empresas junto ao público consumidor.

Vivemos em uma época em que quem não se enquadra nos parâmetros de responsabilidade social e ambiental está destinado a sair do mercado. Trata-se de um momento de preocupação com o bem-estar dos clientes e da sociedade.

Os fatores econômicos e políticos estão em constantes mudanças. Quantos altos e baixos a moeda brasileira sofreu nos últimos 30 anos? Inflações, juros, correções, queda ou alta do dólar!

Há 20 anos ninguém diria que os EUA e alguns países da Europa estariam em plena crise no século XXI.

Não podemos controlar os fatores macroambientais que influenciam o mercado e os resultados da empresa, mas podemos acompanhá-los e ter prudência nas tomadas de decisão.

Já os fatores microambientais podem ser controlados, pois são variáveis, como concorrência, fornecedores, consumidores e intermediários de *marketing*.

## A ANÁLISE SWOT

A análise SWOT consiste em uma ferramenta utilizada para estabelecer o diagnóstico da situação da empresa, possibilitando conhecer as forças e fraquezas, ameaças e oportunidades que perfazem o cenário da empresa e elaborar estratégias para minimizar as ameaças e fortalecer as oportunidades.

Para a elaboração dessa análise é necessário que sejam listadas as variáveis do macroambiente e do microambiente e relacioná-las com a realidade da empresa e os objetivos a serem alcançados.

A análise se divide em:

- **Ambiente interno:** forças e fraquezas.
- **Ambiente externo:** oportunidades e ameaças.

| Oportunidades | Ameaças |
|---|---|
| Fortes | Fracos |

Positivo                    Negativo

**Figura 1.1** Matriz SWOT.

Na análise das forças e fraquezas devem ser avaliados a imagem da empresa no mercado, o posicionamento, a qualidade dos produtos ou serviços, a rentabilidade e a equipe de trabalho, entre outras. Para a análise das oportunidades e ameaças são utilizadas as variáveis do macroambiente.

Com base nessas informações e na análise dos 4 P (Produto, Preço, Promoção e Ponto) é elaborado o planejamento estratégico de *marketing*, que será desenvolvido conforme os objetivos de curto, médio e longo prazos.

Este capítulo destaca que o *marketing*, antes conhecido apenas como ferramenta de divulgação e propaganda, passou a apresentar uma abrangência muito maior, pois é elemento fundamental na análise, avaliação e estudo de todo o mercado.

## A ANÁLISE PEST

Esta ferramenta foca no ambiente externo, nas oportunidades e ameças, e analisa os fatores Político, Econômico, Sociocultural e Tecnológico (PEST).

De acordo com Kotler[2], a análise PEST facilita a compreensão estratégica de crescimento e declínio de mercado, posição dos negócios, potencialidades e a direção das operações.

Todos os segmentos são influenciados pelos fatores externos, inclusive a odontologia.

As variáveis analisadas na PEST caracterizam-se por estarem fora do controle direto do setor, mas influenciam a elaboração das estratégias que serão adotadas e os resultados esperados.

As variáveis são:

- **Política:** as intervenções do Governo que afetam os objetivos das empresas, impostos, política fiscal, legislação.
- **Econômica:** produto interno bruto (PIB), taxas de juro e de câmbio, taxa de inflação, níveis salariais, custo das mercadorias.
- **Sociocultural:** ética de trabalho, distribuição etária da população e níveis de saúde, hábitos de consumo, estilo de vida, distribuição de renda.
- **Tecnológica:** novas tecnologias, evolução das tecnologias e proteção de patentes.

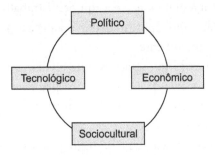

**Figura 1.2** Matriz PEST.

A análise PEST complementa a análise SWOT e permite conhecer o mercado como um todo, de modo a direcionar as estratégias que serão aplicadas no dia a dia, lembrando que muitas das ações utilizadas pela concorrência podem não apresentar os mesmos resultados para sua empresa, pois dependem dos fatores microambientais, ou seja, das variáveis que delimitam seu consultório.

Os fatores microambientais são os que fazem parte da empresa e estão em seu entorno, como pacientes, fornecedores, localização, acesso, funcionários e comunicação, entre outros.

A análise do ambiente deve ser o primeiro passo na elaboração das estratégias de *marketing*. Conhecer o mercado, as oportunidades e as forças que seu empreendimento possui, assim como ter ideia das ameaças e fraquezas, possibilita a aplicação de ações mais acertadas.

As forças ajudam a saber aquilo de que a empresa dispõe para ser competitiva, enquanto as fraquezas demonstram os pontos urgentes que precisam de maior atenção e devem ser melhorados.

As oportunidades mostram o leque de opções onde sua empresa pode investir para crescer e as ameaças conscientizam os campos que delimitam sua atuação.

Após a construção das análises SWOT e PEST, deve ter início o Plano de Ação (Quadro 1.1), que demonstrará os passos que deverão ser seguidos para a implantação do *marketing*.

Não são apenas os resultados das análises ambientais que entram no Plano de Ação; na verdade, todas as informações relacionadas com a empresa precisam ser consideradas, desde o estágio atual até a projeção futura, para assim verificar as etapas a serem seguidas e quais serão os responsáveis por cada ação, sendo também considerados os custos, o tempo e as estratégias.

O Plano de Ação é conhecido pela sigla **5W2H**, criada a partir das iniciais em inglês de cada uma das perguntas que precisam ser feitas durante sua aplicação:

WHAT WHY WHERE WHEN WHO HOW HOW MUCH

**Quadro 1.1** Plano de ação

| | | |
|---|---|---|
| **What** | O que será feito | Ação, etapas, descrição |
| **Why** | Por que será feito | Justificativa, motivo |
| **Where** | Onde será feito | Local |
| **When** | Quando será feito | Tempo, datas, prazos |
| **Who** | Por quem será feito | Responsável |
| **How** | Como será feito | Métodos, processos |
| **How much** | Custos envolvidos | Gastos |

Após a construção do Plano de Ação, foca-se na implantação e monitoração, tendo o cuidado de avaliar minuciosamente os resultados para verificar se está havendo retorno e se a estratégia utilizada está sendo adequada.

## Referências

1. AMA – American Marketing Association. Nova definição de marketing, 2005.
2. Kotler P. Administração de marketing: a edição do novo milênio. São Paulo: Prentice Hall, 2000.
3. Richers R. O que é marketing. São Paulo: Brasiliense, 1986.

# CAPÍTULO **2**

# *Marketing* na Odontologia

O *marketing* na odontologia tem sido utilizado de maneira crescente nos últimos anos. Tem como proposta conscientizar o dentista de que o consultório ou clínica odontológica é muito mais do que um local de prestação de serviços, é uma empresa que precisa ser administrada em seus mínimos detalhes para que possa manter-se ativa e rentável.

A necessidade de aplicação do *marketing* na odontologia surgiu a partir do crescimento da concorrência, do advento da tecnologia e do desenvolvimento do mercado, o que evidenciou a importância das ferramentas de gestão, planejamento e estratégias na rotina dos consultórios.

## O PACIENTE

O paciente é a razão de ser de todo consultório odontológico. Todos os estudos, pesquisas e evoluções são destinados ao paciente.

No *marketing*, isso não é diferente: nosso foco principal é a satisfação das necessidades e desejos dos pacientes. Nosso trabalho e seus desdobramentos vão em busca de melhorias contínuas para o relacionamento dentista × paciente, de modo a poder satisfazer ambos os lados: o dentista, por ampliar sua agenda de atendimento, e o paciente, por receber serviços de excelência e que superam suas expectativas.

Neste livro são usados os termos *cliente*, *públicos* e *paciente*, além da expressão *consumidor de serviços*, com o mesmo significado:

a pessoa que recebe o atendimento da mais alta qualidade, dentro dos padrões éticos e respeitando o Código de Ética Odontológica e o Código de Defesa do Consumidor.

A palavra paciente refere-se à pessoa que precisa de cuidados de um dentista (de cuidados de saúde em geral), e o primeiro objetivo do dentista é oferecer cuidados a essa pessoa.

Já o termo cliente está ligado às relações comerciais, sendo possível considerar que a pessoa que entra no consultório dentário não está doente, mas sim que deseja fazer um tratamento de estética e ter um sorriso diferente.

Consumidor é aquele que consome produtos ou serviços, e o paciente, quando paga pelos serviços odontológicos, está consumindo serviços, e por isso tem seus direitos garantidos pelo Código de Defesa do Consumidor.

Por fim, o termo públicos se refere a grupos de pessoas que têm o mesmo interesse.

Em síntese, a nomenclatura utilizada não fará diferença no contexto deste livro, pois o foco está na elaboração de estratégias que permitam a construção e a multiplicação de relacionamentos duradouros que fortaleçam a odontologia em todas as suas esferas, sempre reconhecendo os benefícios da ciência odontológica, que oferece maior dignidade ao ser humano, a erradicação da dor e dos consequentes problemas de saúde, muitas vezes causados por uma simples cárie, e a construção de um belo sorriso.

## O PERFIL DO PACIENTE

A mudança no perfil do usuário dos serviços odontológicos, o paciente, que passou a adotar uma postura mais seletiva e exigente em relação aos serviços recebidos, foi fator decisivo para o uso do *marketing* na Odontologia.

Para Garcia[1]:

O cliente de saúde tem certeza do que quer e quando quer, conhece seus direitos e escolhe de quem comprar. Além disso, em seu papel de consumidor, de quem está pagando pelos serviços, julga-se competente para avaliar o nível de atenção que recebe e tem condições de concordar ou não com o tipo de atendimento que está recebendo.

Se o paciente é o alvo principal do consultório de odontologia, aquele que constitui o mercado, o dentista, por sua vez, passa a ter de atender à necessidade do mercado e com isso gerenciar o consultório como uma empresa, considerando todos os aspectos envolvidos e criando estratégias de ação que direcionem o planejamento.

Como uma empresa a ser administrada, o que deve ser colocado em prática na rotina de um consultório?

- O serviço prestado
- Ponto (a localização do consultório)
- Promoção (divulgação/publicidade/propaganda)
- Preço (custos e valores cobrados)
- Posicionamento no mercado
- A equipe de trabalho
- Avaliação dos resultados
- Análise da concorrência
- Planejamento

## MIX DE MARKETING

O *marketing* trabalha com os 4 **P** (**P**roduto, **P**onto, **P**romoção e **P**reço), os quais são conhecidos como o *mix* de *marketing*, ou composto de *marketing*, e são as ferramentas utilizadas para que as empresas em geral alcancem seus objetivos (Figura 2.1).

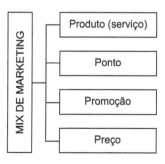

**Figura 2.1** *Mix* de *marketing*.

No caso da odontologia, não existe um produto que é negociado, mas um serviço que é prestado. O produto é tangível, aquilo que se pode tocar, mas o serviço é intangível, não pode ser pego nem apalpado, mas é sentido e percebido.

Kotler & Amstrong[2] definem serviços como:

Ato ou desempenho oferecido por uma parte a outra.

Para Kahtalian[3], serviço é como um desempenho transformador, intangível em essência, mesmo quando ligado a um produto físico. Segundo o autor, quando alguém vai a um consultório odontológico, não fica proprietário do consultório, mas recebe o tratamento prestado pelo dentista. Em outras palavras, o serviço proporciona ao usuário experiências que são vivenciadas e, sendo positivas, criam a fidelização.

Além da intangibilidade, os serviços apresentam as seguintes características:

- Inseparabilidade ou simultaneidade
- Variabilidade ou heterogeneidade
- Perecibilidade

A inseparabilidade ou simultaneidade significa que a produção e o consumo se dão de modo simultâneo, ou seja, o cliente está presente e participa da produção do serviço que está sendo oferecido. No consultório de odontologia, o paciente marca a consulta e recebe a produção do atendimento e consome o serviço final (tratamento dentário).

Variabilidade ou heterogeneidade significa que cada atendimento é diferente e depende de vários fatores, como, por exemplo, um diagnóstico mais demorado do que o outro, casos mais complexos, tratamentos mais longos e cirurgias.

A perecibilidade refere-se ao fato de, se o serviço não for usado, ele será perdido. Não existe estoque em prestação de serviços, e caso o paciente falte à consulta, esta não poderá ser guardada. Terá de ser agendada outra data.

## O SERVIÇO PRESTADO

Os serviços prestados na odontologia são curativos ou preventivos e têm como alvo principal o paciente, que precisa não apenas receber um bom atendimento, mas deve ser surpreendido com ações que vão além das expectativas.

Quando falamos em bom atendimento, estamos nos referindo a todos os aspectos de um consultório odontológico que interferem na relação dentista × paciente:

**1º O atendimento do paciente quando chega à recepção do consultório:**
- Como ele é recepcionado?
- Existem atenção e simpatia por parte da atendente?
- É direcionado ao atendimento imediato?
- É convidado a sentar-se e esperar pela consulta?
- Existe pontualidade por parte do dentista?

**2º O ambiente:**
- É confortável?
- Limpo e higienizado?
- Arejado?
- Existe alguma forma de entretenimento (revistas, televisão, som ambiente)?

**3º No caso de eventual atraso:**
- O paciente é comunicado?
- Pode ter reagendada sua consulta?

**4º Ao entrar no consultório:**
- Como é recebido pelo dentista?
- Existe atenção direcionada? Onde são tiradas as dúvidas, aconselhados os tratamentos e explicados os procedimentos e as alternativas?
- O dentista pesquisa a necessidade e o desejo do paciente?
- O ambiente e o clima do consultório permitem que o paciente se sinta confortável?

**5º A realização do serviço:**
- É de ótima qualidade?
- É adequado à necessidade do paciente?
- Tem durabilidade?
- Está de acordo com a ética odontológica?

**6º O pós-atendimento:**
- É dada orientação ao paciente após a consulta?
- São feitos contatos com o paciente após as consultas mais complicadas, cirurgias ou tratamentos complexos?

Esses itens são considerados primordiais para que a relação dentista × paciente possa ser bem-sucedida. Afinal, o paciente é o bem maior do consultório. Ele é o responsável pelas entradas financeiras e o primeiro a recomendar o dentista.

Alguns dentistas acreditam que basta abrir um consultório, prestar o atendimento, e pronto, mas a responsabilidade é muito maior.

Em primeiro lugar estão a construção da imagem do profissional que está prestando atendimento, a reputação da profissão (seguir o Código de Ética) e a preocupação com o paciente que, antes de ser um consumidor de serviços odontológicos, é um ser humano e tem reações diferentes conforme cada tratamento recebido, além de significar a construção de um relacionamento que pode ser duradouro e satisfatório para todos os envolvidos.

## PONTO

O ponto representa a localização do consultório, sua estrutura, instalações, logística, canais de distribuição, estoque e armazenagem.

Para a escolha do ponto é muito importante dar atenção aos acessos que devem ser facilitados com rampas, elevadores, estacionamentos e a proximidade de ônibus ou táxi.

As instalações devem ser confortáveis, limpas, arejadas, com circulação, espaço para crianças e acomodações para os idosos.

A logística se refere a todo processamento, como marcação e confirmação das consultas, compras e estoque de materiais, controle das armazenagens e cuidados especiais no manuseio dos materiais, dando atenção às etiquetas e aos rótulos e à disposição do material, que deve ser facilitada para o uso.

## PROMOÇÃO

A promoção envolve o público-alvo, a propaganda, o *marketing* direto, as relações públicas, o *endomarketing* e todas as ações que levam ao público informações sobre o consultório e os serviços oferecidos: o público que será atendido, faixa etária, poder aquisitivo, usos e costumes, hábitos etc.

Essa definição é muito importante, pois se o público será segmentado, e quando se pretende atender a uma determinada especialização, as ações efetuadas no consultório, assim como suas instalações, devem estar de acordo com o perfil dos pacientes.

Um odontopediatra, por exemplo, precisa equipar seu consultório com brinquedos, revistas e livros infantis, além de bonecos que as crianças possam usar como modelos para realizar a escovação. Além disso, o atendimento deve ser calmo e tranquilo, tanto por parte do dentista como dos auxiliares.

Por outro lado, o ortodontista que tenha como público o adolescente deve criar um ambiente focado nos costumes desse público, com *games*, computadores, DVD etc.

Se o público é misto, devem ser criados espaços para cada um, os quais devem ser personalizados com atrativos especiais.

Nessa etapa da promoção é possível transmitir a razão de ser do consultório, os objetivos e os diferenciais.

## Propaganda

A propaganda também faz parte da promoção, e pode se utilizar de ferramentas como anúncios impressos, comerciais de Rádio e TV, *folders* etc., sempre com o cuidado de estar de acordo com o Código de Ética Odontológica.

Para que essa ferramenta apresente resultados é imprescindível selecionar as mídias às quais o público terá acesso, ou seja, se o público é da terceira idade, e se decide investir em *spots* de rádio deve ser selecionada a rádio que apresenta uma programação específica para a terceira idade.

Investimentos menores na mídia utilizada pelo paciente serão muito mais rentáveis do que campanhas de alto porte em canais aos quais o paciente não terá acesso. No entanto, a definição da ferramenta deve estar de acordo com o objetivo definido no plano de *marketing*.

Quando se pretende captar novos pacientes, certamente será necessário o investimento em mídias bem mais abrangentes, como jornais, revistas, televisão e *busdoor*, entre outras. Entretanto, quando a intenção é apenas a de manter o relacionamento com os pacientes atuais ou informar novas especialidades, instalações, convênios ou horários, uma campanha de envio de mala direta ou *e-mail marketing* pode atender a necessidade.

Outras estratégias da promoção consistem em distribuição de brindes, participação em eventos, divulgação de artigos em *sites*, jornais e revistas, e o uso do *marketing* direto (relacionamento personalizado com os pacientes).

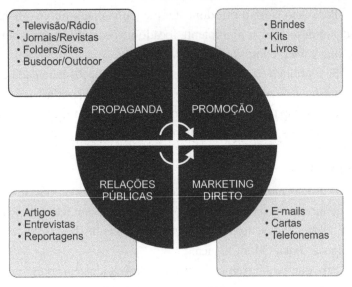

**Figura 2.2** Estratégias de promoção.

## *Endomarketing*

*Endomarketing* também faz parte do P referente à Promoção. Trata-se da comunicação interna junto às equipes de trabalho. Tem como funções manter os funcionários cientes das ações que estão sendo realizadas no consultório, planejamento, objetivos, divulgação e promoção.

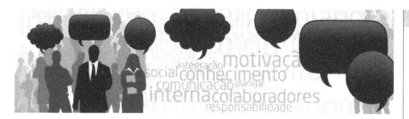

**Figura 2.3** *Endomarketing.*

O *endomarketing* desenvolve um ambiente motivador que estimula um atendimento de excelência e participativo, no qual o funcionário se sente parte importante dos processos que estão sendo implantados.

Bekin[4] faz referências ao *endomarketing* como ferramenta que busca facilitar e realizar trocas, construindo lealdade no relacionamento com o público interno, compartilhando os objetivos empresariais e sociais da organização, cativando e cultivando para harmonizar e fortalecer essas relações e melhorando, assim, a imagem e o valor de mercado (Figura 2.3).

Se a equipe do consultório (ASB, TSB, atendente, recepcionista, TPD, dentistas e outros) tem compromisso com a qualidade dos serviços prestados e a lealdade na realização destes, certamente desenvolverá relações de harmonia e comprometimento que resultarão no fortalecimento da imagem do consultório junto ao paciente.

Um dos facilitadores do *endomarketing* é a comunicação interna, que exerce as funções de reduzir os atritos, desenvolver harmonia, criar transparência e despertar o espírito de equipe, em que cada um reconhece suas responsabilidades sobre as tarefas, melhorando a produtividade.

## PREÇO

O preço é o único componente do *mix* de *marketing* que produz receita.

---

ASB: Auxiliar de saúde bucal; TSB: Técnico de saúde bucal; TPD: Técnico de prótese dentária.

Kotler & Armstrong[2] enfatizam a característica do preço como um elemento flexível que pode ser alterado com rapidez e que informa ao mercado o posicionamento de valor pretendido para seu produto ou marca.

O preço praticado no consultório de odontologia deve considerar a política de preços, os custos, o valor agregado, o valor percebido, o público-alvo e a concorrência.

O Código de Ética Odontológica, em seu Capítulo VIII, dispõe sobre os honorários profissionais e relata, nos artigos 19, 20 e 21, o que deve ser observado pelos dentistas, podendo ser destacados a condição socioeconômica do paciente, a complexidade do caso e o custo operacional.

De nada adianta cobrar valores altos de pessoas que não têm condições de pagar. Isso gerará inadimplência ou a evasão de pacientes.

Os procedimentos mais complexos certamente terão preços maiores, pois exigirão maior tempo de trabalho e maior quantidade de materiais (custo operacional).

Para o *marketing*, preço é sinônimo de valor: valor agregado e valor percebido, que se referem aos benefícios "a mais" na realização de um determinado serviço.

Para o dentista, o valor agregado inclui o conceito do profissional, a qualidade dos materiais utilizados nos procedimentos, os profissionais envolvidos, a complexidade do tratamento e o tempo utilizado para a realização do serviço.

O valor percebido diz respeito ao julgamentto do consumidor sobre a qualidade dos serviços e do atendimento, à infraestrutura do consultório e à atenção recebida, ou seja, todas as experiências positivas que o paciente tem com o consultório.

Quando o cliente tem a percepção dos valores adicionais dos serviços prestados pelo consultório e consegue superar as expectativas de satisfação, ele não questiona os preços. Nesse momento ocorre o *elo de valor*: o cliente está disposto a pagar, pois os serviços oferecidos satisfazem as necessidades e desejos dele.

O mesmo acontece quando se vai a determinado restaurante e pagam-se por uma refeição valores mais altos do que em outro local, mas mesmo assim se vai a esse restaurante porque ele tem valores agregados e percebidos que satisfazem os desejos, como um bom tempero, um atendimento agradável, garçons atenciosos, ambiente acolhedor; enfim, tudo que agrada.

## E É ESTE O FOCO DO *MARKETING*: CRIAR VALORES PARA O CONSULTÓRIO.

Os preços praticados pela concorrência devem ser avaliados, assim como os serviços oferecidos, a qualificação dos profissionais e a estrutura física do ambiente.

Não é porque um concorrente cobra mais barato que os preços praticados devem ser reduzidos. Deve ser verificado se ele tem valores a serem agregados, se tem condições de oferecer ao público a mesma excelência.

Por isso, o *marketing* estuda todos os detalhes, aprimora os serviços, analisa o mercado, verifica as estratégias, define as ações, treina os colaboradores, elabora e monitora os planos de ação, para que existam valores que, quando adicionados aos serviços, gerem maior receita para o consultório.

Kotler & Armstrong[2] afirmam que "um produto bem desenhado e comercializado pode determinar um preço superior e obter alto lucro".

O desenho do serviço odontológico consiste no planejamento das estratégias, ações e dos públicos envolvidos, mas deve ser ressaltado que a determinação dos preços deve ser justa para o dentista e para o paciente, e que a gestão da satisfação do cliente deve ser contínua.

Deve ser sempre lembrado que a concorrência também busca novas estratégias. Por isso, o profissional deve sair da zona de conforto e monitorar o mercado constantemente.

## POSICIONAMENTO

O posicionamento de uma empresa refere-se à posição relativa que seus serviços, marcas e produtos ocupam nas mentes de seus respectivos clientes. Trata-se da identidade que o paciente tem formada a respeito do consultório.

Quando uma pessoa necessita de um dentista, qual o primeiro nome que surge na mente? O seu ou de seu concorrente?

Será que seus serviços representam "o *top* de linha", o que lidera na mente do consumidor?

- Ou o cliente pensa: "tem o Dr. fulano, mas seu atendimento não é dos melhores, e a localização é ruim."
- Ou ainda: "já que estou sem dinheiro, vou ao Dr. Fulano mesmo."
- Ou pior: "para este tratamento, vou procurar a clínica X, que me parece ótima."

Não pode haver contentamento em ser a segunda opção do paciente. É preciso ser a primeira e inquestionável escolha.

As marcas que lideram o mercado, como refrigerantes ("me dá uma coca-cola"), lâminas de barbear ("você tem gilete") e palhas de aço ("preciso comprar um bombril"), e que viraram sinônimos de produtos são marcas conhecidas como *top of mind*. Estabelecem forte associação com o consumidor que, quando pensa em um produto ou serviço, automaticamente se remete a uma marca específica.

Isso é resultado do posicionamento, das estratégias de divulgação do produto, da preocupação em criar com o consumidor uma sensação de satisfação e comprometimento e da confiança que é gerada pela qualidade apresentada pelos serviços e produtos.

Kotler & Armstrong[2] ressaltam que "...as empresas devem buscar posicionamento e diferenciação relevantes. Dentro do processo de gerenciamento estratégico da marca, toda empresa e produto precisam representar uma grande ideia diferenciada na mente do mercado-alvo".

E é nesse sentido que o dentista deve trabalhar, para que o consultório represente "uma grande ideia" na mente do paciente.

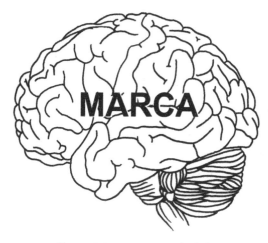

**Figura 2.4** Empresa *top of mind*.

Ao sentir a necessidade ou o desejo de ir ao dentista, o paciente deve ser remetido imediatamente a seu nome, a seu consultório ou a sua clínica.

Para se tornar a referência no mercado odontológico é necessário definir seu posicionamento, que deve considerar:

- o diferencial
- a concorrência
- o mercado
- o público-alvo
- a qualidade dos serviços
- a comunicação com o mercado.

O posicionamento representa um compromisso com o cliente, o modo como se deseja ser lembrado e visto; a imagem que se deseja que tenha do consultório. Alguns exemplos:

- "Ser reconhecido como um consultório especializado em atendimento ortodôntico, com a utilização de modernas técnicas e equipamentos."
- "Queremos que a clínica seja percebida pelos pacientes pela qualidade nos serviços e excelência no atendimento."

Enfim, não se trata apenas de construir, mas de dar continuidade às ações propostas no posicionamento, proporcionando aos pacientes experiências positivas quanto ao relacionamento com o consultório.

## A MISSÃO DO CONSULTÓRIO

A construção da missão faz parte da estratégia do consultório. A missão traduz para os públicos qual o motivo de o consultório existir.

O objetivo da missão é que todo o trabalho realizado no dia a dia esteja em consonância com o proposto, que a equipe de trabalho em cada tarefa realizada transmita a essência da missão.

### Como construir a missão?

Para definição da missão do consultório devem ser considerados:

- A motivação para montar o consultório.
- A proposta que o consultório tem para os públicos.
- Como o consultório direciona as necessidades dos pacientes.
- Os princípios e crenças que guiam o consultório.

A missão deve estar em sintonia com o posicionamento do profissional. O posicionamento reflete de que modo o profissional deseja ser visto pelos pacientes e o público em geral e a missão é o que revela o motivo de o consultório existir.

### Alguns exemplos de missão

- "Nossa missão é promover a saúde bucal, melhorando a qualidade de vida de nossos clientes através da excelência, ética e competência."
- "A missão do consultório é proporcionar um atendimento com integridade e satisfazer as necessidades e desejos de nossos pacientes."
- "Prestar um atendimento especializado como solução para satisfação de nossos pacientes e um tratamento que proporcione um belo sorriso."

- "Oferecer os melhores serviços odontológicos a todas as pessoas com qualidade, inovação, ética e tecnologia."
- "Buscar a liderança do mercado na prestação de serviços odontológicos, enfocando a inovação e atualização do conhecimento científico, a excelência na qualidade e valorização da imagem institucional, mediante a satisfação dos clientes."

## A HORA DA VERDADE

Esse é o momento em que o cliente entra em contato com a empresa e verifica se a prestação dos serviços oferecidos está de acordo com a expectativa criada. É quando ocorre a percepção da qualidade do serviço.

Na odontologia, é o momento em que o paciente recebe o atendimento no consultório.

Jan Carlzon[5], o criador da expressão *hora da verdade*, explica que o momento em que o cliente tem algum contato com a empresa é muito importante para sua percepção do serviço oferecido.

Quanto maior for o número de experiências positivas junto ao consultório, maiores serão as chances de fidelizar o paciente.

Um consultório passa por diversos momentos em que a qualidade é testada pelos pacientes, e qualquer problema pode comprometer seriamente a imagem que este terá do consultório.

Cinco critérios são usados pelos clientes para avaliar a qualidade dos serviços recebidos na *hora da verdade*, os quais são descritos no modelo Parasuraman, Zeithaml & Berry.[6]

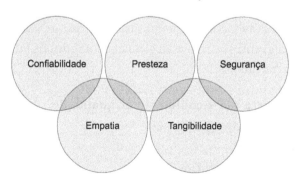

**Figura 2.5** Critérios para percepção da qualidade do serviço.

- A confiabilidade enfoca a prestação do serviço, se está de acordo com o prometido.
- A presteza mede a disposição e a agilidade para ajudar ou solucionar problemas – a objetividade.
- A segurança diz respeito à confiança transmitida, a cortesia no atendimento.
- A empatia avalia a atenção e o atendimento prestado.
- A tangibilidade é direcionada para verificação do ambiente, equipamentos e instalações.

Esses critérios servem para comparação do serviço recebido com o serviço esperado.

Para Kotler[7], se o cliente julgar ter recebido um serviço que supera suas expectativas, ele considerará ter recebido um serviço de qualidade e, consequentemente, voltará a utilizar o serviço.

## QUALIDADE NO ATENDIMENTO

Qualidade é a habilidade que bens e serviços têm em alcançar, de modo consistente, as expectativas dos clientes.

A qualidade envolve todos os setores do consultório. Cada participante da equipe tem responsabilidade sobre a qualidade oferecida no consultório odontológico.

O que o paciente deseja quando procura o consultório?

**Um atendimento de qualidade.**

E o atendimento não se reduz à atenção que o paciente recebe da atendente, envolve cada ação efetuada por todos os membros da equipe de trabalho.

**Princípios para um atendimento de qualidade**
- Cortesia, simpatia, bom humor
- Dar boas-vindas
- Educação sem intimidade
- Atender de imediato

- Mostrar boa vontade
- Ser rápido, eficiente e objetivo
- Evitar atitudes negativas
- Sempre responder as questões
- Solucionar dúvidas
- Falar a verdade
- Ser atencioso

Para uma análise do consultório é necessário responder as seguintes questões:

- Seu atendimento é assim?
- Como você qualifica o atendimento recebido por seus pacientes no momento em que ligam ou chegam ao consultório?
- Existe toda uma atenção especial que busca atender às necessidades dos pacientes ou você fica o tempo todo no consultório e não sabe o que está acontecendo na recepção?

Se a resposta a essas perguntas for sim... Cuidado! Este pode ser o motivo da baixa registrada nas finanças do consultório nos últimos tempos.

**Lembre-se: um paciente mal-atendido, seja pelo porteiro, pela recepção, pela ASB, TSB ou pelo protético, não volta!**

O paciente quer ser único, receber um atendimento personalizado, especial, que o surpreenda e que o faça encantar-se pelo estabelecimento.

Caso ocorra o contrário, ele simplesmente vai embora!

Por quê?

Porque existem diversos consultórios de odontologia espalhados pela cidade, e o cliente não tem por que ficar recebendo um atendimento de má qualidade.

Lembre-se de que basta apenas um pequeno deslize para comprometer a imagem de seu consultório.

Muitos dentistas acreditam que, por serem ótimos profissionais, não será um erro da equipe que irá fazê-los perder o paciente.

Entretanto, os estudos e pesquisas realizados na área empresarial, envolvendo segmentos diferenciados, comprovam que o atendimento é o diferencial para a fidelização.

Pesquisas realizadas pelo Procon-FGV sobre os motivos que levaram as empresas a perder clientes demonstram que:

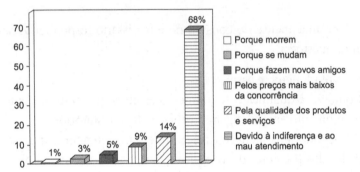

Ao receber um bom atendimento, o paciente o relata a cerca de cinco pessoas, mas, ao ser mal-atendido, este número pula para, no mínimo, 20 pessoas. Principalmente agora, na era das redes sociais, quando virou moda postar um acontecimento desagradável.

Com certeza, é muito mais difícil refazer uma boa imagem do que preservá-la, assim como custa muito mais reconquistar um paciente do que mantê-lo satisfeito.

Cabe ao dentista trabalhar com toda a equipe do consultório de modo a obter a satisfação do paciente.

O primeiro mandamento para a excelência no atendimento consiste em resolver qualquer tipo de problema que possa existir, ou seja, em caso de algum contratempo, como atrasos ou erros de agenda, a solução deve ser a mais rápida possível. Se o problema não for resolvido quando o paciente reclamar, talvez nunca mais o seja.

O segundo passo consiste no treinamento da equipe para que proporcione um atendimento adequado ao paciente, com atenção e cordialidade, e sabendo ouvir todas as solicitações.

É importante que as tarefas em um consultório sejam bem divididas para que haja tempo suficiente para sua execução.

A atendente e as ASB e TSB devem ser conscientizadas sobre seu papel em relação ao paciente.

Cada detalhe no consultório é importante para medir o atendimento (p. ex., limpeza, asseio, revistas e jornais fora do lugar; odores; o uso de toucas e luvas; o volume da música ou da televisão, que devem estar sempre do tom médio para baixo, ou com legendas).

A limpeza no consultório precisa ser impecável. Cadeiras, mochos e cuspideiras precisam ser higienizados constantemente. O instrumental deve ser sempre esterilizado e os guardanapos e toalhas de papel devem estar à disposição do paciente.

Alguns detalhes nem sempre são percebidos pelo dentista e as auxiliares, mas os pacientes os percebem, como uma sujeirinha no teto ou uma pequena teia de aranha no ar-condicionado, uma vez que, na posição que ocupa, o paciente observa tudo. Esses detalhes interferem no atendimento.

Ao chegar ao consultório, o paciente traz consigo a expectativa de receber o melhor atendimento e tem em mente uma recepção e consultório impecáveis, uma equipe superatenciosa e um dentista cordial. Caso o atendimento recebido não seja o esperado, o paciente poderá até finalizar a primeira consulta, mas certamente não retornará para a próxima.

O mais preocupante em tudo isso é que 90% dos dentistas não sabem por que o paciente não retornou.

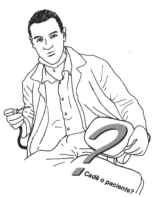

**Figura 2.6** Evasão de paciente.

Essas situações são muito mais comuns do que se imagina.

No trabalho de consultoria observamos que os dentistas só costumam procurar um consultor quando sentem que o retorno financeiro do consultório está bem abaixo do obtido em anos anteriores. Quando indagados sobre a redução no número de pacientes, ficam sem saber o que responder.

Esse comentário não deve soar como uma crítica, uma vez que estamos cientes de que a rotina de um dentista é extremamente estressante e cansativa, e que ele presta atendimento na maior parte do dia, não tendo tempo para parar e avaliar quantos e quais pacientes são assíduos. No entanto, é exatamente esse ponto que faz com que a situação se torne a cada dia mais crítica:

**Menos pacientes = menor receita**

Quando a receita diminui, os problemas aumentam.

Antecipar problemas não significa inventar problemas, mas ter um "planejamento de *marketing* focado na antecipação de problemas, na solução e na tomada de decisões"[2].

## RELACIONAMENTO COM OS PACIENTES – *MARKETING* DE RELACIONAMENTO

A manutenção de um bom relacionamento com os pacientes é parte fundamental do processo de fidelização do cliente.

O *marketing* de relacionamento é conceituado por Mc Kenna[8] como ferramenta essencial ao desenvolvimento da liderança no mercado, à rápida aceitação de novos produtos e serviços e à consecução da fidelidade do consumidor.

Desde a primeira experiência do cliente no consultório, ele cria expectativas que, se forem atendidas, construirão um relacionamento baseado na confiança e no respeito.

Para que o relacionamento seja contínuo será necessário o uso constante de algumas ferramentas de *marketing* de relacionamento, entre os quais podem ser destacados o envio de *e-mails*, mala direta e ligações periódicas, principalmente nas datas especiais, como aniversários, Natal, Páscoa etc. Vários *softwares* odontológicos disponíveis no mercado permitem ao dentista ser lembrado constantemente das datas de aniversário de seus pacientes.

Esses *softwares*, além de facilitadores, também servem como um modo de organização de todo o banco de dados do consultório, tornando possível lembrar, entre os inúmeros pacientes, aqueles que estão com retorno atrasado, os que não visitam o consultório por determinado período e, até mesmo, ter o controle das adimplências ou não dos clientes. De posse dessa ferramenta, o dentista economiza tempo e mantém um relacionamento ativo com os pacientes.

Além disso, é importante ressaltar que o paciente deseja atendimento personalizado, ele quer ser único – o chamado *marketing one to one*. Tratar cada cliente como único não é uma tarefa difícil, mas apenas uma questão de organização.

Desde o primeiro atendimento, o dentista identifica quais as particularidades de cada paciente, seus medos, desejos, ansiedades e necessidades.

O momento da consulta inicial marca não apenas a ocasião para o diagnóstico do tratamento que o paciente necessita fazer, mas também reflete o início de uma relação que se deseja duradoura.

Por que não anotar o que motiva o paciente? Qual seu desejo em relação ao tratamento? Qual o tipo de tratamento que gostaria de fazer?

Detalhes da vida do paciente – se ele torce por determinado time, filmes e músicas preferidas, se algum de seus filhos ou netos casará em breve ou irá se formar na faculdade – marcam o perfil do paciente e, certamente, conhecê-los facilitará a construção de um relacionamento personalizado.

Estas informações devem ser anotadas na ficha do cliente, pois certamente o profissional não se lembrará de tudo no momento de uma nova consulta. No entanto, vale a pena ter posse dessas informações, pois elas ajudarão a criar um vínculo estreito com o cliente.

O cliente sentirá grande satisfação ao ser perguntado, no momento da consulta, pelo filho que se formará no final do ano ou pelo netinho que nasceu há pouco tempo. E como ele reagirá ao ser lembrado que seu time foi campeão?

Esses detalhes, quando acompanhados de um atendimento de qualidade e da perfeita execução dos serviços, irão satisfazer o cliente em um grau elevadíssimo e o manterão fiel ao consultório.

Afinal, "por que mudar de dentista se o Dr. Fulano é tão atencioso e se lembra de detalhes contados na última consulta". Sim, essa atitude demonstrará ao paciente que o dentista se preocupa com ele como um todo, sendo por isso merecedor de toda a confiança.

A antiga cultura do "medo do dentista" está ultrapassada. Atualmente, os pacientes não querem mais ter medo do dentista, querem é ter confiança. Por isso, um relacionamento bem construído anula a antiga imagem passada pelos dentistas, um profissional frio, todo de branco, sério, e com aquele motorzinho na mão!

Atualmente, a imagem passada pelo dentista é a de um profissional que vai além de simplesmente erradicar a dor, mas que oferece um sorriso bonito, branco, alinhado, que corrige as imperfeições, permitindo sorrisos atraentes e, até mesmo, cirurgias de implantes que devolvem esteticamente aos pacientes a alegria de sorrir.

Essa nova visão dos pacientes é fruto do trabalho dos profissionais da odontologia em pesquisas científicas e das novas posturas adotadas no consultório.

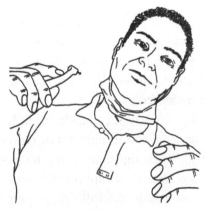

**Figura 2.7**

Ao realizar uma anamnese, o dentista explica ao paciente as necessidades, as opções, as alternativas e os benefícios de cada tratamento. Esse é outro ponto que soma valores ao relacionamento, surpreende o paciente e resulta em maior confiança.

Não se pode esquecer de que no segmento odontológico, assim como em todo o mercado, é crescente a competitividade, ou seja, vários profissionais têm o mesmo grau de capacitação e oferecem o mesmo serviço; por isso, o relacionamento desenvolvido junto ao paciente é o diferencial necessário para retê-lo e obter plena e total satisfação.

Deve ser sempre levado em consideração que o consumidor de serviços odontológicos também evoluiu e quer o melhor. Não se importa em pagar pelos serviços recebidos, desde que sejam de qualidade e associados a cortesia, simpatia, boa vontade, objetividade e a todos os requisitos que levam à satisfação plena.

Com maior poder de escolha, o cliente também não hesita em trocar de dentista caso não receba o esperado. É a exigência do mercado, onde sobrevivem os melhores e mais bem preparados.

No momento, mais de 200 mil dentistas[9] atuam no mercado brasileiro. Muitos são recém-formados e têm ideias inovadoras, querendo abrir seus consultórios e captar pacientes a partir de seu conhecimento científico, assim como novos ambientes, atratividade de valores implantados no consultório, e visam agradar seus clientes com novidades e facilidades.

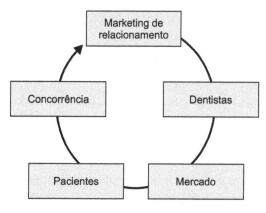

**Figura 2.8** Fatores do *marketing* de relacionamento.

Talvez um dentista tradicional acredite que isso não interfira em seu consultório, pois já tem tradição no mercado e seus serviços são conhecidos e respeitados. Mas é bom ficar atento! Quantas vezes mudamos a marca de um produto que consumimos há anos somente para experimentar uma nova, ou pela forma como é oferecido o produto/serviço, ou ainda pela mensagem passada, que desperta interesse ou chama a atenção do consumidor.

A evolução do mercado leva à necessidade de evolução profissional na mesma velocidade.

O paciente costuma ser fiel aos serviços, mas alguma inovação pode atraí-lo e o profissional pode acabar perdendo o cliente.

Segundo Kotler & Armstrong[2], "a construção de relacionamentos duradouros tem como chave a criação de valor e satisfação superiores para os clientes".

Se é alta a satisfação dos clientes com os serviços oferecidos no consultório, é pouco provável que eles queiram experimentar outros dentistas, mas pouco provável não significa que algo não desperte sua atenção. Tudo deve ser analisado e avaliado para que se possa manter um relacionamento satisfatório e saudável com os pacientes.

O *marketing* de relacionamento objetiva dar continuidade aos clientes captados, oferecendo serviços de alta qualidade, atendendo o paciente em suas necessidades e superando desejos e expectativas.

Caso algo não esteja de acordo ou não seja realizado como o planejado, esse pode ser o ponto que irá prejudicar o relacionamento.

Seguem algumas dicas:

- É preciso conhecer o cliente (anseios, desejos, necessidades, preferências etc.).
- O consultório precisa estar de acordo com o perfil do público-alvo (deve estar adequado para receber e acomodar confortavelmente os clientes).
- Qualquer reclamação ou conflito deve ser resolvido de imediato.
- Pesquisas de satisfação devem ser feitas constantemente para conhecer o que os pacientes desejam e o que pode ser feito para melhorar o serviço do consultório.

- Devem ser realizadas reuniões periódicas com a equipe de trabalho, a qual atua como escuta junto aos clientes.
- O consultório deve ser preparado para atender ao paciente. Além de limpa, a recepção precisa ser um ambiente confortável com detalhes que proporcionem bem-estar.
- Cuidados com a temperatura, que deve ser adequada conforme a estação.
- Televisão ligada sem som torna-se irritante. Devem ser colocadas legendas.
- Devem ser escolhidas músicas relaxantes e calmas.
- Revistas e jornais devem ser atuais e adequados ao público-alvo.
- *Notebooks* e *wi-fi* podem estar disponíveis.

Em minhas visitas aos consultórios tenho observado que 80% dos dentistas não se preocupam com as revistas dispostas na recepção, a maioria tem edições antigas e ultrapassadas.

Muitos esquecem que, para ficarem na recepção do consultório aguardando atendimento, as crianças precisam de distração, como brinquedos, jogos, lápis de cor, papel e revistas infantis.

Outros profissionais não percebem que, quando atendem o público da terceira idade, precisam organizar a recepção para recebê-lo adequadamente.

Faz parte do sucesso do relacionamento o foco nesses detalhes. A toda hora deve ser lembrado que o profissional pode ser altamente capacitado, mas sua concorrência também.

Imaginemos um público composto de adolescentes, alguns dos quais o concorrente consegue convidar para conhecer uma clínica com computadores na recepção, acesso à internet, rede social e *games*. É muito provável que o jovem se encante pela clínica do concorrente e, vendo que o serviço prestado é igual, com valores cobrados similares, o que impedirá que ele troque de profissional? Além de ser conquistado pelos computadores, pelo acesso a *games* etc., ele provavelmente vai contar esse detalhe aos amigos que, curiosos, vão também conhecer o outro consultório.

É assim que funciona o mercado: a fidelidade existe, mas até que ponto?

O mercado é composto por consumidores altamente exigentes. E para manter ações de acordo com a exigência do mercado deve-se estar sempre atento ao que acontece ao redor.

## OBSERVANDO A CONCORRÊNCIA

No *marketing* existe uma ferramenta que se destina a observar a concorrência, o **benchmarking**.

Na definição de Kotler & Armstrong[2], "*benchmarking* é o estudo das empresas com as melhores práticas a fim de melhorar o próprio desempenho".

Para Watson[10], "*benchmarking* é uma busca contínua pela aplicação de melhores práticas que levem ao desempenho competitivo superior".

O *benchmarking* é uma ferramenta de planejamento de *marketing* que consiste em identificar as estratégias que estão sendo usadas pelas empresas líderes em seus segmentos e estudar a aplicação das ações visando manter a empresa competitiva.

*Benchmarking* não é cópia, mas a identificação de ações bem-sucedidas, que devem ser avaliadas de acordo com seus públicos, localização e objetivos.

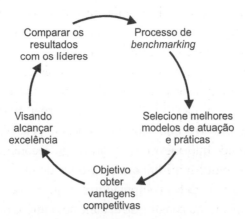

**Figura 2.9** Processo de *benchmarking*.

O *benchmarking* pode ser aplicado nos consultórios e clínicas odontológicas, considerando os aspectos positivos das ferramentas e avaliando se estão de acordo com o segmento em questão.

A Xerox Co. foi a primeira empresa a usar o *benchmarking*, com o objetivo de enfrentar a competição dos japoneses nos anos 1970. No entanto, a técnica de *benchmarking* nos remete ao nosso conhecido Sun Tzu (autor de "A Arte da Guerra")[11], que enfatizava a necessidade de conhecimento dos inimigos: "Se você conhecer a si mesmo e aos seus inimigos, não temerá o resultado de cem batalhas."

Na era da informação, o conhecimento tem um valor muito inestimável. Ao observar as ações dos seus colegas que estão sendo bem-sucedidos no setor da odontologia, é possível avaliar se as condutas do consultório estão de acordo com as necessidades dos pacientes.

---

*O certo é agir com antecipação, e não esperar que o número de pacientes seja reduzido para tomar atitudes. Muitos dentistas ficam desesperados com o "sumiço" da clientela, quando reduções drásticas vão acontecendo aos poucos e chegam a ultrapassar os 50%.*

---

Mas o dentista não notou que o número de pacientes estava reduzindo? Sim, ele percebeu, mas não deu a devida importância, acreditando que se tratava apenas de uma fase.

Falta de atenção, tempo, experiência, gestão ou acomodação? Um pouco de cada.

Como administrador do consultório, o dentista precisa ter conhecimento e controle de todo o processo de rotina.

Certamente não é fácil para um dentista ter controle de tudo o que acontece dentro de seu consultório. Até porque é muito grande sua carga de trabalho. A maioria dos profissionais trabalha 12 horas por dia ou até mais. Eles ficam imersos em cirurgias, em tratamentos complexos que duram horas. Mas que tal começar a delegar funções? Isso mesmo.

Pessoas da equipe devem ser capacitadas para auxiliar a administração do consultório. Os resultados devem ser monitorados, ações e relatórios devem ser cobrados, e o acompanhamento deve ser constante.

## Referências

1. Garcia E. Marketing na saúde – humanismo e lucratividade. Goiânia: AB, 2005.

2. Kotler P, Armstrong G. Princípios de marketing. 9. ed. São Paulo: Pearson, 2004.

3. Kahtalian M. Marketing de serviços. In: Faculdades Bom Jesus. Marketing/Business School. Coleção Gestão Empresarial 3. Curitiba. Associação Franciscana de Ensino Senhor Bom Jesus, 2002.

4. Bekin SF. Endomarketing: como praticá-lo com sucesso. São Paulo: Prentice-Hall, 2004.

5. Carlzon J. A Hora da Verdade. Editora Sextante, 2005.

6. Parasuraman A, Zeithaml VA, Berry LL. A conceptual model of service quality and its implications for future research. Journal of Marketing 1985; 49 (fall).

7. Kotler P. In Leite APR, Almeida ST. A empresa mais do que voltada para o cliente – uma nova ferramenta do planejamento de Marketing. Cad Pesq Adm São Paulo 1º semestre de 1996; 1(2).

8. Mc Kenna R. Marketing de relacionamento: estratégias bem-sucedidas para a era do cliente. 9. ed. Rio de Janeiro: Campus, 1992.

9. Informação no site do Conselho Federal de Odontologia – CFO. Disponível em: www.cfo.org.br.

10. Watson G. Benchmarking estratégico. São Paulo: Makron Books, 1994.

11. Tzu S. A Arte da Guerra. Editora Madras, 2007.

# CAPÍTULO 3

# A Equipe de Trabalho

A equipe de trabalho representa um papel fundamental no consultório, e ter uma competente, capacitada e comprometida é o sonho de todo dentista. No entanto, para que a equipe conquiste uma atuação exemplar é necessário que o dentista adote algumas atitudes:

1º Fazer reuniões periódicas com a equipe.

2º Cobrar resultados, definir metas e também elogiar as boas atitudes.

3º Investir em treinamento.

4º Desenvolver bom relacionamento interpessoal.

5º Delegar funções.

6º Estimular o espírito de equipe.

As reuniões periódicas são muito importantes para o desenvolvimento do diálogo com a equipe. Elas podem ser semanais, quinzenais ou mensais, mas devem ter um tempo destinado para ouvir a equipe. Deve ser lembrado que os funcionários são os "ouvidos" do profissional junto aos pacientes. Muitas das informações obtidas por eles auxiliam a rotina do consultório. Por isso, essas informações devem ser aproveitadas para melhorar os serviços prestados.

As reuniões não devem ser muito longas, pois acabam sendo cansativas e tudo o que for falado se perderá por pura exaustão.

Cobrar resultados e estipular metas fazem parte dessas reuniões, nas quais podem ser avaliadas as ações implementadas e os resultados alcançados.

## MOTIVAÇÃO

É importante que o dentista saiba reconhecer as boas atitudes de seu grupo de trabalho e que elogios sejam feitos para que o funcionário se sinta motivado.

Vários estudos publicados destacam a motivação como uma ferramenta essencial na realização dos trabalhos de excelência.

> "A verdadeira motivação vem de realização, desenvolvimento pessoal, satisfação no trabalho e reconhecimento." (Frederick Herzberg)

Se sabemos cobrar quando uma tarefa não é bem realizada, temos de saber elogiar quando ela é bem-feita.

Alguns podem indagar: "mas, por que elogiar se é obrigação do funcionário fazer bem-feito?" Porque somos seres humanos e temos de receber estímulos que despertem a motivação.

Quanto à hierarquia das necessidades (pirâmide das necessidades – Figura 3.1), Maslow[2] acredita que o ser humano precisa satisfazer cinco necessidades para alcançar a realização pessoal:

1. **Básico-fisiológica:** moradia, sono, sede e fome.
2. **Segurança:** casa própria, seguro saúde e emprego estável.
3. **Sociais:** relações de amizade e amor.
4. **Estima:** reconhecimento das capacidades pessoais e da capacidade de se adequar às funções.
5. **Autorrealização:** realização pessoal.

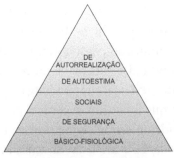

**Figura 3.1** Pirâmide de Maslow.

O próprio dentista sente-se motivado quando recebe um elogio, um reconhecimento ao tratamento feito, ou indicações de pacientes que o reconhecem como excelente, premiações e o reconhecimento público.

A motivação pode ser a alavanca propulsora para que seu funcionário desenvolva mais habilidades no consultório, aperfeiçoe o trabalho e busque melhorias contínuas.

No entanto, ao mesmo tempo que se deve elogiar o trabalho bem-feito, também é necessário cobrar quando os resultados não estão de acordo com o desejado.

Devem ser estipuladas metas reais e objetivos que sejam acessíveis.

O trabalho deve ser embasado por responsabilidade, objetividade, pontualidade e assiduidade.

A equipe deve ser conscientizada de que o paciente é o bem maior do consultório e, por isso, deve ser muito bem tratado.

O sorriso deve ser uma constante, e a boa vontade de atender e a educação precisam fazer parte da rotina de toda a equipe.

Deve ser lembrado aos colaboradores que, em caso de dúvida, eles podem perguntar, mas precisam saber o momento certo, para não atrapalhar o atendimento.

## INVESTIMENTO EM TREINAMENTO

Por mais que todos conheçam suas funções e responsabilidades, a postura a ser adotada no consultório e todas as regras básicas de um bom atendimento e treinamento são necessárias.

O treinamento é definido como um processo de aprendizagem e reciclagem dos funcionários, capacitando-os a exercer suas funções ou mudando suas atitudes e conhecimentos para que desempenhem melhor suas tarefas.

Para Chiavenato[3], treinar pessoas consiste em uma maneira eficaz de delegar valor às pessoas, à organização e aos clientes. O treinamento enriquece o patrimônio humano das organizações.

O treinamento deve enfocar todos os pontos que costumam ser cobrados nas reuniões, embora isso seja feito de modo diferente, utilizando técnicas inovadoras, que alcançarão melhores resultados.

Em geral, depois de certo período de trabalho, é natural o ser humano acostumar-se com a rotina e esquecer que precisa agir de maneira diferente. Em um treinamento, quando os tópicos são apresentados, é comum escutar: "mais isso eu já sei", sendo sempre bom perguntar em seguida: "se sabe, por que não faz?".

A partir daí surgem inúmeras desculpas, sempre com a culpa sendo colocada em terceiros: "é o excesso de trabalho"; "são muitas ligações"; "o dentista chama toda hora".

Na verdade, entretanto, o que acontece é que essas pessoas se acostumaram com a rotina e acham que os pacientes já são conhecidos, podem receber um tratamento menos formal etc.

Com o decorrer do treinamento, elas acabam concordando que podem melhorar.

Utilizamos técnicas especiais, audiovisuais, exemplos de *cases*; enfim, os funcionários são levados a sair do pequeno mundo em que vivem e é mostrado o que existe fora do consultório e que pode ser implantado na rotina, levando a ótimos resultados.

## RELACIONAMENTO INTERPESSOAL

O relacionamento interpessoal pode ser definido como o relacionamento entre indivíduos de um determinado grupo. No consultório, consiste no relacionamento entre as pessoas que compõem a equipe de trabalho.

Atualmente, as relações no ambiente de trabalho vêm se tornando muito mais extensas e intensas, e a cada dia surgem novas sugestões que objetivam melhorar essa convivência, o que consequentemente influenciará a produtividade e a qualidade dos trabalhos.

Algumas regras básicas são importantes para o desenvolvimento de um relacionamento saudável no consultório:

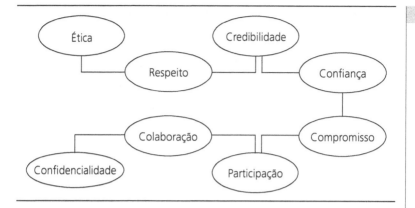

No ambiente de trabalho, os funcionários devem apresentar uma postura de respeito com relação a todos os tipos de público, o que inclui a ética, a credibilidade, a confiança, o compromisso, a participação, a colaboração e, principalmente, a confidencialidade.

Todos no consultório, independentemente da hierarquia, devem estar cientes de seus limites e respeitar os limites dos colegas de trabalho.

O desenvolvimento de um ambiente de harmonia entre a equipe exige firmeza do dentista no ambiente de trabalho, e isso pode ser feito a partir da própria postura do dentista, que precisa estar atento a quaisquer problemas relacionados com fofocas, intrigas, discussões e inimizades que possam surgir. Ele deve agir de imediato, não permitindo que esses conflitos alcancem todos os funcionários e se reflitam na condução dos trabalhos.

É importante deixar claro que o grupo de trabalho tem diferenças, as quais devem ser respeitadas por todos, observando sempre que cada um tem responsabilidades e atribuições que devem ser cumpridas ao longo do dia.

Uma equipe coesa torna mais fácil o desenvolvimento do espírito de colaboração, em que todos tenham como foco o bom andamento dos trabalhos e, por isso, estejam sempre prontos a contribuir de maneira positiva para essa melhora.

Mais uma vez vale ressaltar o que foi citado no capítulo anterior referente à importância das reuniões periódicas com a equipe, nas quais deve ser lembrada constantemente a postura desejável no consultório.

Saber relacionar-se com facilidade no ambiente de trabalho é uma das exigências do atual cenário empresarial, que prioriza as relações humanas e as competências desenvolvidas no dia a dia.

Como sabemos, um consultório é uma empresa e precisa focar em resultados, com o beneficiário final, o paciente, devendo receber toda a atenção.

O dentista precisa saber gerenciar os atritos diários que acontecem em seu consultório, desenvolvendo entre sua equipe um clima de comprometimento com as responsabilidades para o sucesso dos serviços prestados.

É interessante observar que o funcionário, quando comprometido com os objetivos do consultório, procura estabelecer relações interpessoais harmônicas com todo o grupo, incluindo os pacientes, fornecedores, pessoal terceirizado, pessoal da limpeza etc.

Muitas vezes, o próprio dentista pode iniciar um mal-estar no consultório; por isso, é necessário que tenha cuidado com suas ações, respostas e posturas.

Quando trabalhamos com objetivos, funções e responsabilidades bem detalhadas, minimizamos os conflitos que podem ocorrer no dia a dia.

Deve ser mantido um canal de comunicação aberto com a equipe de trabalho. Afinal, trabalhamos com seres humanos que, independentemente do nível hierárquico, têm sentimentos e emoções.

O controle das emoções é um dos pontos que melhoram o relacionamento entre as pessoas da equipe.

Daniel Goleman[4] define inteligência emocional como a capacidade de identificar os próprios sentimentos e os dos outros, de nos automotivarmos e de gerenciar bem as emoções dentro de nós e em nossos relacionamentos.

*A partir do momento que cada um consegue exercitar seu autocontrole e a autoconsciência de suas atitudes, torna-se mais fácil relacionar-se.*

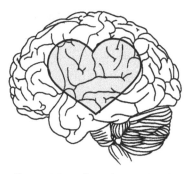

**Figura 3.2** Inteligência emocional.

Todos os conflitos que acontecem no consultório acabam se refletindo no atendimento prestado ao paciente, que sente um desconforto em razão do ambiente negativo criado.

Certa vez fui chamada às pressas por um dentista a quem prestava consultoria e, ao chegar ao consultório, encontrei o dentista, a ASB e a TSB discutindo em voz alta. Com o dedo apontado para a ASB, o dentista gritava e gesticulava. A ASB rebatia as acusações no mesmo tom, enquanto a TSB chorava ininterruptamente. Na recepção havia quatro pacientes que escutavam aterrorizados toda a gritaria. Acalmei a situação e conversei com cada um em separado, depois com todos em conjunto, e pedi desculpas aos pacientes pelo ocorrido. Mas fica a pergunta: "Será que algum desses pacientes retornou ao consultório?" Evidentemente, não.

Para manter um relacionamento com um dentista, o paciente precisa ter confiança no profissional e na equipe de trabalho, e uma situação de descontrole gera desconforto e consequente falta de confiança.

Por que um paciente viria continuar o tratamento com um profissional que não tem controle emocional? Com a crescente oferta no mercado de dentistas qualificados, certamente ele não precisa se sujeitar a passar por esse tipo de situação.

No caso em questão, o mais interessante é que a discussão citada foi iniciada por um motivo banal, "erro no preenchimento da ficha". Isso poderia ter sido corrigido por meio de uma conversa. Se a ASB não sabia preencher a ficha, deveria ter perguntado, e o dentista, ao notar o erro, poderia ter chamado sua atenção educadamente.

Não há culpados, mas na verdade muitos dentistas não permitem que suas auxiliares perguntem absolutamente sobre nada. Há também auxiliares e técnicas que não prestam atenção às explicações dos dentistas.

No caso relatado, o problema foi causado pela falta de comunicação, e uma comunicação eficaz deve ter como fundamentos básicos: saber ouvir, saber falar, tirar dúvidas e esclarecer.

Não se deve tirar conclusões precipitadas. As informações devem ser absorvidas, prestando atenção a todas as orientações. Deve-se ter boa vontade para explicar. Afinal, o dentista deseja contar com uma equipe que traga soluções, e não funcionários que causem conflitos.

## COMPROMETIMENTO E PRODUTIVIDADE

Para Bastos (*apud* Garcia)[5], comprometimento consiste em um forte envolvimento do indivíduo com os diversos aspectos do ambiente de trabalho. Esse envolvimento, vínculo com o trabalho, pode ser descrito como "uma vontade de fazer", e fazer com empenho, com paixão. E, quando existe paixão, os resultados são positivos.

Ter um funcionário comprometido com o consultório significa ter a certeza de que, mesmo quando o dentista estiver ausente, as tarefas serão realizadas com qualidade.

Para o funcionário comprometido não existem obstáculos, pois ele sempre se mantém atento a todos os detalhes e busca soluções para os conflitos. É participativo, criativo e tem iniciativa.

Certamente, o comprometimento é um dos principais fatores que influenciam a postura do funcionário, mas precisa ser exercitado de modo que não venha a ser extinto.

Quando o dentista identifica que seu funcionário desempenha bem suas tarefas diárias, deve investir nesse profissional para que o grau de comprometimento seja contínuo.

Ao falar em investimento, não estamos nos referindo apenas à remuneração financeira, mas a atitudes de reconhecimento, elogios, desenvolvimento de comunicação transparente e o incentivo para o profissional participar de cursos, congressos e treinamentos.

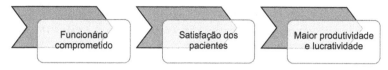

**Figura 3.3** Consequência do comprometimento.

O comprometimento profisisonal alavanca a produtividade do consultório, se reflete no atendimento aos pacientes, no ambiente de trabalho e nos relacionamentos com os funcionários e resulta em maior lucratividade.

Apesar da crescente oferta no mercado de profissionais da área odontológica, ainda há escassez de bons profissionais, daqueles que realizam um serviço de excelência.

Em meu trabalho junto aos alunos de ASB e TSB, tenho insistido na importância do comportamento profissional, da postura em relação aos pacientes e aos dentistas e da atualização constante.

Inúmeros dentistas lidam com situações constrangedoras provocadas por determinados funcionários que não se ajustam às necessidades comportamentais do mercado de trabalho e das relações humanas. O que acaba sendo um sério problema quando da implantação das ações de *marketing*, uma vez que o sucesso dessas ações depende, e muito, da postura adotada pela equipe de trabalho. Por esse motivo, admitir um funcionário que tenha comprometimento com o trabalho deve ser considerado uma conquista valiosa.

## UNIFORMES E APRESENTAÇÃO PESSOAL

A apresentação da equipe de trabalho deve ser um fator de atenção, sendo necessário o uso de uniformes e jalecos limpos, bem passados e com a logomarca do consultório. Suas unhas devem ser curtas e limpas, e a maquiagem deve ser clara e simples. Deve ser evitado o uso de perfumes, bijuterias e outros acessórios que não condizem com a postura profissional. Os cabelos devem ser presos, e o uso de touca e luvas é essencial quando a ASB ou TSB está auxiliando o dentista.

Fazem parte da apresentação da equipe o asseio pessoal, a aparência sempre saudável, o cuidado com sua saúde, a preocupação com a qualidade de vida e uma alimentação adequada.

A equipe de trabalho deve primar por uma apresentação agradável junto aos pacientes, lembrando sempre que a equipe do consultório faz parte da imagem transmitida ao público.

## COMUNICAÇÃO POR TELEFONE

Cabe à equipe a responsabilidade de comunicar-se por meio do telefone, e para que esse trabalho flua corretamente seguem algumas regras que o dentista deve transmitir.

### Atender prontamente

O telefone do consultório não pode passar do terceiro toque. Caso a atendente esteja ocupada, o dentista deve pedir licença ao paciente e atender a chamada, mesmo que seja apenas para anotar os dados e depois retornar a ligação.

### Identificar-se

A identificação deve ser curta e objetiva: "Bom-dia, consultório do Dr. Fulano, Maria falando, em que posso ajudá-lo?"

### Não utilizar gírias

Devem ser evitadas gírias e vícios de linguagem, adotando uma comunicação comum e correta.

### Ser agradável

A boa vontade em atender a ligação é transmitida pela voz. Pelo tom da voz ao telefone, o interlocutor consegue identificar quando existem falta de atenção e falta de cordialidade.

### Ser claro e discreto

A objetividade é o principal elemento em uma ligação. Se esta for feita para agendar uma consulta ou confirmar a agenda, faça-o prontamente; se for para outro assunto que demore mais tempo, pegue o telefone do cliente, verifique a informação e depois retorne a ligação.

Se for para marcar uma consulta, e caso não haja data disponível e o cliente não possa marcá-la para outra hora ou dia, anote o telefone do paciente e diga que, se houver desistência e possibilidade de encaixe, você retornará a ligação.

Não é preciso perder tempo dando explicações desnecessárias ao paciente. A clareza e a discrição fazem parte do bom atendimento.

## Anotar os recados

Todos os recados devem ser anotados, incluindo o nome e o telefone de quem ligou.

## Dicas

Chamadas pessoais só devem ser feitas em casos extremos, e mesmo assim comunicadas ao dentista.

O telefone é uma ferramenta de trabalho do consultório e deve ser utilizado para facilitar a comunicação com o paciente.

Quando o cliente liga e o telefone do consultório só dá sinal de ocupado, ele desiste e liga para o concorrente. Por isso, é necessário que o telefone seja utilizado de maneira racional.

## RESPONDENDO A *E-MAILS*

Outra tarefa da equipe de trabalho consiste em responder aos *e-mails* que chegam à caixa de correios eletrônicos do consultório. Para uma comunicação eficaz e assertiva deve-se atentar para algumas regras.

Como o *e-mail* é uma comunicação comercial, deve-se dar muita atenção ao texto, evitando erros de grafia – lembrando sempre que o texto pode construir ou destruir a imagem de um profissional.

## Ser claro ao escrever

O *e-mail* deve ser sempre iniciado com o termo "Prezado" ou "Prezada", seguido do nome da pessoa.

Não se deve utilizar texto em caixa alta, o que pode dar a impressão de que se está gritando. As informações que merecem destaque devem ser escritas em negrito ou sublinhadas.

## O conteúdo deve ser objetivo

O *e-mail* deve ser finalizado com frases como "aguardo seu retorno" (se precisar de um retorno) ou "qualquer dúvida, estou à disposição", seguidas de "Atenciosamente". O *e-mail* deve ser assinado, não se esquecendo de anexar o cargo e o telefone. Gírias e palavras abreviadas e informais não devem ser usadas.

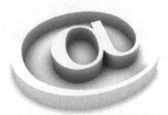

**Figura 3.4**

*Exemplo de e-mail respondido:*
Assunto: Agendamento Consulta
Prezado Sr. Antônio Paulo,
Em relação ao e-mail enviado, informo que sua consulta está marcada para o dia 31 de fevereiro, às 14h.
Qualquer dúvida, estou a sua disposição.
*Atenciosamente,*
Ângela da Silva
*Secretária*
(21) 2222-2222

## Referências

1. Herzberg F. Teoria dos Dois Fatores.
2. Maslow AH. A theory of human motivation. 1943.
3. Chiavenato I. O novo papel dos recursos humanos nas organizações. 6. ed. Rio de Janeiro: Campus, 1999.
4. Goleman D. Trabalhando com a inteligência emocional. Rio de Janeiro: Objetiva, 2001.
5. Garcia CAN. Relação entre comprometimento organizacional e desempenho no trabalho. Universidade Federal do Rio Grande do Sul. Escola de Administração, 2007.

# CAPÍTULO 4

# Aplicação das Ações de *Marketing*

*"O marketing não é uma batalha de
produtos, é uma batalha de percepções"*
(Al Ries)

Inúmeras ações de *marketing* podem ser aplicadas ao consultório, mas antes da definição dessas ações é necessário elaborar um planejamento.

De acordo com Chiavenatto[1], "planejar é definir os objetivos e escolher antecipadamente o melhor curso de ação para alcançá-los".

Ao se planejar, colocam-se no papel o que se espera alcançar com a aplicação das ações do *marketing*, as metas e os objetivos esperados.

Definidos os objetivos, inicia-se um roteiro que determine as ações e ferramentas a serem utilizadas.

No entanto, é muito importante ter conhecimento do cenário atual do consultório, fazendo uma relação com os objetivos definidos.

É importante frisar que cada consultório demanda um planejamento diferente, uma vez que nenhum consultório apresenta características idênticas.

O planejamento tem início com o estudo da situação atual do consultório (Figura 4.1):

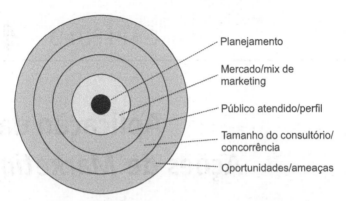

**Figura 4.1** Elementos que compõem o planejamento.

Tomemos como exemplo um consultório de médio porte presente no mercado há 10 anos, localizado em uma área de consumo B e C, especializado em ortodontia, que tem como público-alvo jovens, adolescentes e adultos.

O consultório em estudo possui 100 pacientes, 60% dos quais são fidelizados, estando em tratamento há 5 anos ou mais. Os outros 40% são constituídos de pacientes recentes que não mantêm continuidade no tratamento.

O comportamento dos pacientes diz respeito aos hábitos e atitudes dos consumidores de serviços ortodônticos. O iniciador do processo de compra desses serviços é o dentista, a família ou o usuário, os quais também influenciam o processo. O comprador é o usuário ou seus pais, em caso de ser menor de idade.

A concorrência é grande. O local dispõe de muitos dentistas jovens, alguns com consultórios inovadores, modernos, e outros com consultórios comuns.

A diferença do consultório em estudo, em relação à concorrência, está no maior número de convênios atendidos, recepção agradável, atendimento de qualidade e proximidade de pontos de ônibus e metrô.

- **Ponto negativo:** o perfil da concorrência, a maioria formada por jovens profissionais que estão iniciando o atendimento com muitas ideias inovadoras.

- **Pontos positivos:** a pouca experiência da concorrência, a proximidade dos meios de transportes e a variedade de convênios.
- **Oportunidades:** jovens desejam ter um sorriso bonito e se preocupam com a saúde bucal. Além disso, estão mais conscientes a respeito de problemas intrínsecos, como má dicção e problemas mastigatórios.
- **Ameaças:** os valores repassados pelas operadoras de planos odontológicos. Muitos profissionais estão deixando de atender os convênios de algumas operadoras em razão da baixa remuneração. Isso constitui uma ameaça, pois nem sempre os pacientes podem pagar pelos tratamentos. Algumas clínicas populares cobram valores bem abaixo do mercado, levando o paciente a decidir pelos preços e não pela qualidade.
- **Objetivo do planejamento:** captar e fidelizar pacientes em 100%, sendo 40% a curto prazo e 60% a médio prazo.

## AÇÕES A SEREM IMPLANTADAS

- **Fazer um levantamento de todos os pacientes em tratamento e daqueles que não compareçem ao consultório por mais de 1 ano:**
  - **Objetivo da ação:** resgatar os antigos pacientes.
  - **Ferramenta utilizada:** telefonemas, mala direta.
- **Treinar a atendente para abordar os antigos pacientes, convidando-os a conhecer as novidades do consultório:**
  - **Ferramenta utilizada:** mala direta. Utilize uma apresentação personalizada com imagens bonitas e que chamem a atenção do leitor. Texto curto e objetivo que transmita a mensagem em poucas palavras. Deve ser lembrado que textos longos são cansativos e lidos por poucos.
- **Transmitir aos pacientes informações sobre os benefícios do tratamento ortodôntico:**
  - **Objetivo da ação:** levar informações cientificamente comprovadas acerca dos benefícios.
  - **Ferramenta utilizada:** *folders*. Os *folders* podem ser enviados como mala direta, dispostos na recepção e entregues a

cada paciente. Personalize-os com as informações do consultório.

## AÇÕES DO DENTISTA NO DIA A DIA
### Investir em si próprio

Mesmo quando especializado em sua área de atuação, é muito importante que o dentista esteja sempre se atualizando por meio de cursos, jornadas ou palestras; há no mercado odontológico infinitas oportunidades para adquirir novos conhecimentos.

Essa ação é benéfica tanto para o dentista como para o paciente. Novas técnicas podem ser aprendidas, representando mais qualidade e economia de tempo, o que irá motivar o paciente a submeter-se ao tratamento.

Curiosamente, o preço do tratamento não parece ter muita influência sobre o paciente, principalmente quando ele conhece os benefícios que resultaram na melhora da saúde bucal e de sua saúde em geral.

### Remodelar o consultório

Nova pintura, nova decoração e novo mobiliário – afinal, você está lançando uma ação de *marketing* no mercado, convidando seus antigos pacientes a conhecerem as novidades do consultório. Por isso, não se esqueça de arrumar a casa para criar um impacto positivo assim que eles chegarem ao consultório.

Sempre com o cuidado de manter o projeto ergonômico e os cuidados de biossegurança essenciais para o consultório, é possível dar um toque mais agradável ao ambiente.

O mercado oferece várias opções de decoração e cores que vão fazer a diferença, mas deve-se ter atenção com os excessos e cores fortes, uma vez que estamos falando de saúde.

É importante que o mobiliário da recepção seja confortável, fácil de limpar e esteja adequado ao público atendido.

Complemente a decoração com um quadro, uma TV, objetos que deem um ar de seriedade, conforto, profissionalismo e respeito.

## Consulta inicial

A primeira consulta também pode ser considerada uma ação de *marketing*, pois representa o primeiro contato entre o dentista e o paciente. Esse é o momento exato não apenas para o diagnóstico do tratamento que precisa ser realizado, mas uma oportunidade de iniciar o relacionamento dentista × paciente.

O paciente apresenta grande expectativa e ansiedade na consulta inicial, além de medo, o que, de certo modo, é natural em um consultório odontológico. O paciente deseja ter um bom atendimento, e se esse desejo, além de atendido, for superado, ótimo.

Quanto mais experiências forem positivas, maior a chance de fidelização do cliente.

Alguns profissionais aproveitam a primeira consulta para explicar a importância da saúde bucal, os métodos corretos de escovação e a importância da prevenção. Apesar de parecer que essa atitude aumenta o tempo de consulta, deve ser lembrado que esse tempo significa investimento no paciente e resulta no surgimento da confiança, da segurança e da credibilidade.

## Participação em eventos

Outra ação de *marketing* que resulta em pontos favoráveis para o dentista consiste em sua participação em eventos, sejam estes comerciais, sociais ou beneficentes.

Trata-se de um momento em que o profissional pode demonstrar sua imagem, sua conduta, sua preocupação com o social e, como consequência, aumentar o número de pacientes.

A responsabilidade social é boa para a imagem do dentista, representando a oportunidade de demonstrar que seu desempenho vai além do consultório e que sua preocupação primordial é a saúde bucal da população.

## Divulgação de artigos

A divulgação de artigos representa mais uma maneira de divulgar o nome do dentista. Os artigos podem ser publicados em revistas especializadas, jornais, *sites* ou *blogs*. Alguns profissionais se destacam no exercício de sua atividade e costumam ser chamados para entrevistas ou reportagens.

## Palestras

As palestras se constituem em um excelente meio de promover a odontologia e a especialidade como um todo, podendo ser realizadas em escolas, associações, entidades, eventos, seminários ou congressos.

As palestras devem ter o objetivo educativo e estar de acordo com o Código de Ética Odontológica.

Antes da elaboração da palestra deve ser pesquisado o tipo de público que estará presente, e o conteúdo deve ser desenvolvido de maneira inovadora com temas que o palestrante domina e abram espaço para perguntas.

## Mídia

Anúncios em revistas, *sites*, jornais e *busdoor*, entre outros, podem ser utilizados para divulgação do consultório, dos serviços oferecidos, da localização, do endereço eletrônico, mas devem sempre estar de acordo com o Código de Ética Odontológica.

Não existe o melhor canal de propaganda, mas sim a determinação das necessidades, o objetivo da divulgação e o público ao qual se pretende alcançar.

Antes da escolha dos meios a serem utilizados devem ser definidos:

- O orçamento disponível
- O objetivo a ser alcançado
- O público-alvo
- O período de divulgação

Deve-se ter sempre em mente que o orçamento disponível deve ser dividido entre as ferramentas selecionadas conforme o objetivo de divulgação e os públicos a serem atingidos.

O período de divulgação deve ser estipulado em, no mínimo, 90 dias. Muitas ferramentas podem proporcionar um retorno imediato, mas em geral esse retorno vem aos poucos, a médio prazo.

O usuário vê o anúncio, identifica o consultório e absorve a mensagem passada na mente. Caso esteja precisando de tratamento odontológico, o cliente em potencial pode ligar na mesma hora e marcar uma consulta.

Na verdade, porém, o que acontece é que ele vai armazenando as informações disponíveis na mídia e, depois de certo tempo, essas informações atuam como um agente iniciador do processo de compra, um estímulo para que ele ligue e agende a consulta.

Outra ação da mídia consiste em lembrar o paciente já efetivado do retorno que deve fazer ao consultório ou fornecer o suporte referente às indicações de seu trabalho.

Enfim, cada ferramenta tem um período e percentual de retorno que deve ser mensurado para as próximas campanhas (Quadro 4.1).

**Quadro 4.1** Planilha de controle de mídia

| Mídia | Publicação | Compareceu/ Orçamento | Fechou tratamento | Valor | Cliente | Telefone | Data |
|---|---|---|---|---|---|---|---|
| Jornal | | | | | | | |
| Revista | | | | | | | |
| Folder | | | | | | | |
| Outdoor | | | | | | | |
| Busdoor | | | | | | | |
| Site | | | | | | | |
| Palestras | | | | | | | |

### Layout

O *layout* do anúncio deve ser cuidadosamente elaborado. Deve ser evitado o excesso de informações, uma vez que textos longos costumam ser cansativos. O que chama a atenção em um anúncio são frases curtas e objetivas. Cores devem ser usadas para identificar o consultório. Precisa conter nome e CRO do dentista, especialidades atendidas, telefones, *site* e *e-mails*.

## Material de papelaria

O material de papelaria inclui cartões de visitas, receituários, blocos de anotações, cartões de retorno e envelopes, que devem ser criados dentro do mesmo padrão.

Deve ser criada uma logomarca que expresse a missão, os valores e o posicionamento, sempre com cores agradáveis e que transmitam mensagem.

Na área da saúde as cores tradicionais são o verde, o branco e o azul, alguns dentistas usam o amarelo, o vermelho e o laranja. Alguns acreditam que as cores expressam emoções e sentimentos, mas o importante é que a cor escolhida esteja em sintonia com a proposta de trabalho.

Podem ser feitos testes ou contratado um *designer* para auxiliar a criação. Só não se deve cair no erro de ficar mudando a logomarca do consultório constantemente, pois ela é a imagem escolhida, e após a criação deve ser divulgada nos anúncios e impressos para que permaneça na mente do consumidor.

### Brindes

São excelentes e agradam aos pacientes. Podem ser canetas, calendários, chaveiros, escovas etc., tudo com a marca, o nome do dentista, o endereço, o telefone e o *site* do consultório.

Os brindes constituem uma maneira de o paciente sempre se lembrar do profissional, guardar nome, endereço, *site* e indicá-lo aos amigos.

O mercado oferece várias opções de brindes, algumas até mesmo inovadoras, como fio dental personalizado.

### Pesquisas de satisfação

Essa ação de *marketing* consiste em uma ótima ferramenta ao possibilitar que o dentista conheça a opinião dos pacientes e o que pode ser feito para satisfazer sua clientela. É importante que as pesquisas não sejam identificadas para que todos se sintam em posição confortável para opinar.

Os questionários de satisfação de clientes constituem uma excelente ferramenta para facilitar a comunicação frequente entre o consultório e os pacientes, além de demonstrar a intenção do profissional de satisfazer os desejos dos clientes e melhorar a qualidade dos serviços.

No entanto, deve ser lembrado que a pesquisa tem de ser levada a sério. Em uma planilha devem ser marcadas as solicitações mais frequentes e verificado se estão de acordo com sua realidade. Às vezes, trata-se de pequenos detalhes que causam mal-estar na recepção, tornando-se cansativos para o paciente.

### Algumas reclamações muito comuns
- Atraso na consulta
- Temperatura ambiente inadequada (muito frio/muito calor)
- Televisão sem som e sem legendas (é melhor não ligar)
- Revistas e jornais velhos
- Falta de café
- Dificuldade de acesso (rampas, estacionamento)
- Atendimento de má qualidade por parte da atendente
- Preços (raras são as reclamações de preços)

**Quadro 4.2** Exemplo de pesquisa de satisfação

CONSULTÓRIO XXXX
PESQUISA DE SATISFAÇÃO
Sua opinião é muito importante.

| | EXCELENTE | BOM | REGULAR | RUIM |
|---|---|---|---|---|
| Cortesia, atenção e interesse da equipe do consultório | | | | |
| Desempenho e compromisso do profissional | | | | |
| Infraestrutura do consultório/ equipamentos | | | | |
| Qualidade dos serviços oferecidos | | | | |
| Valores dos serviços | | | | |

Sugestões:

Obrigado!

## Marketing pessoal

A imagem é constituída, mas será percebida conforme as ações executadas. Ser conhecido pelo público como profissional qualificado, participativo, solidário e confiável é uma maneira eficaz de fidelizar e captar novos pacientes.

O *marketing* pessoal refere-se à aparência pessoal, às roupas, aos gestos, à fala, ao comportamento e às atitudes. Portanto, deve-se ter cuidado ao emitir opiniões, não discriminando, gritando ou usando gírias, pois isso acaba virando marca pessoal, e ninguém gosta de ter um dentista que apresente a imagem de uma pessoa sem controle, preconceituosa ou que fique fazendo piadas sobre tudo.

Qual a imagem que o paciente deseja ter do dentista?

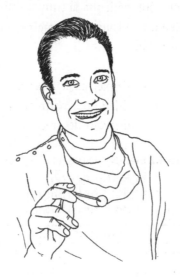

**Figura 4.2**

**Pense em como você gostaria que fosse a postura de um profissional de confiança. É essa a imagem que seus pacientes desejam de você.**

Até a atitude do dentista junto à equipe de trabalho também pode interferir negativamente na imagem do profissional.

Dentistas impacientes e que gritam com suas ASBs podem perder clientes, sem nem mesmo atinar para o motivo que os fez sumir.

Por isso, deve-se ter cuidado até mesmo em festas, jogos de futebol, churrascos ou na praia, uma vez que se trata de pessoa pública e que deve se comportar como tal.

Deve-se prestar atenção aos modismos e ter cuidado com o que veste, não devendo ser usado nada que agrida as pessoas.

Kotler & Armstrong[2] definem o *marketing* pessoal como uma nova disciplina que se utiliza dos conceitos e instrumentos de *marketing* em benefício da carreira e das vivências pessoais do indivíduo, valorizando o ser humano em todos os seus atributos, características e estrutura complexa.

A preocupação do profissional com a imagem resulta em benefícios para ele próprio, pois passa a se preocupar com os que estão ao redor, com seus subordinados, seus clientes, e passa a adotar atitudes melhores e a preocupar-se com sua valorização como profissional. Começa a sentir a necessidade de interagir com os diversos públicos – o que chamamos de *networking*, ou seja, relacionamentos profissionais com pessoas que de algum modo exercem alguma influência sobre as outras pessoas, como diretores de empresas, jornalistas, relações públicas, enfim, pessoas comuns que têm facilidade de comunicação e que podem contribuir de maneira positiva na carreira profissional.

Nesse ponto, o profissional passa a ser visto, reconhecido e recomendado como um cirurgião-dentista qualificado e competente, e deve fazer jus a isso, porque qualquer tropeço influenciará de modo negativo nesse cenário. E não se deve dizer que não precisa dessa ferramenta, pois se sabe que é necessária, ainda mais no competitivo mercado da odontologia.

Requisitos básicos do *marketing* pessoal:

- Embalagem do produto (aparência e higiene pessoal)
- Conteúdo
- Competência
- Caráter

- Honestidade
- Fidelidade
- Postura física (credibilidade)
- Comunicação

Quantos profissionais se destacam no campo da odontologia ("o dentista das estrelas", "o dentista das BBBs", "o dentista dos atletas"!) Será que houve alguma diferença na formação desses profissionais? Ou será que eles se prepararam para isso, criaram um círculo de amigos e clientes e prepararam sua imagem?

É verdade que a imagem tem muita importância no *marketing*, porém, além disso, a embalagem deve conter um conteúdo muito bom para que se possa sobreviver no mercado:

**Imagem + Conteúdo = *Marketing* Pessoal Eficiente**

## AÇÕES DE RESPONSABILIDADE SOCIOAMBIENTAL

Kotler[3] destaca que os consumidores de hoje estão dirigindo sua atenção para empresas que demonstrem cada vez mais uma preocupação com algum tipo de questão socioambiental.

Essa é a visão do momento: praticar ações de responsabilidade social e ambiental faz a diferença junto aos pacientes, os quais passam a ter uma imagem positiva das atitudes do profissional. Pode ser como voluntário em organizações não governamentais (ONG), realizando atendimento direcionado às pessoas carentes, ou ainda desenvolvendo ações com o intuito de preservar o meio ambiente.

São muitas as organizações sérias no mercado que realizam trabalhos maravilhosos, como, por exemplo, o Dentista do Bem, do Dr. Fábio Bibancos, que realiza um trabalho extraordinário e atende milhares de crianças carentes.

Outras oportunidades são oferecidas pelas comunidades onde o consultório está inserido, que estão sempre precisando de ações voltadas para prevenção e orientação ou mesmo preocupação com o gerenciamento de resíduos do consultório – apesar de ser uma legislação importante da Agência Nacional de Vigilância

Sanitária (ANVISA), nem todos os profissionais cumprem esse procedimento.

Os pacientes podem ser conscientizados da necessidade de recolhimento do óleo de cozinha, lâmpadas incandescentes e outros objetos, além da importância da economia da água potável. Enfim, são várias as ações que vão beneficiar a sociedade, o próprio profissional e o seu nome.

Para Kotler[3], a nova visão do mercado resultou em novas posturas das empresas. Para ele, o futuro das empresas deve estar alinhado com essas diretrizes e com elas possuir visão, missão e valores. "Entre aquilo que é certo e aquilo que é lucrativo, as empresas preferem o certo. Elas abrem mão de algum lucro momentâneo para embutir em seu DNA um padrão de responsabilidade social", afirma ele.

Kotler[3] enfatiza que antes se acreditava que "o que é bom para a empresa é bom para a sociedade", enquanto hoje "o que é bom para a sociedade é bom para a empresa". E o que importa para o paciente atualmente? Qual a postura dele? Qual a visão que tem dos valores da sociedade?

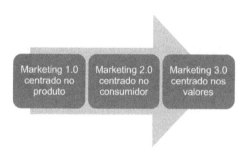

**Figura 4.3** Evolução do *marketing*.

Antes importava ao paciente o serviço comprado, depois a forma como esse serviço chegava até ele e, hoje, os valores que são agregados a esses serviços.

Se aos serviços prestados são agregadas ações de responsabilidade social e ambiental, o consultório aumenta sua visibilidade no mercado, e a confiança de seu público se torna mais sólida.

Para Guedes[4], "quando uma empresa atua com responsabilidade social, aumenta seu relacionamento com diversos públicos, aumenta a exposição positiva em mídia espontânea, onde seus produtos, serviços e marca ganham maior visibilidade e aceitação".

A odontologia é um segmento da saúde, a qual tem o dever de desenvolver hábitos corretos de higiene, prevenção e melhoria da qualidade de vida na sociedade. Não seriam as ações socioambientais uma forma de proporcionar melhor qualidade de vida aos pacientes?

O consumidor sabe valorizar as empresas que tomam atitudes responsáveis, que se preocupam com o meio onde estão inseridas e que não visualizam apenas o lucro, mas que se focam nos valores essenciais para a sociedade.

## A TECNOLOGIA USADA A FAVOR DO PROFISSIONAL
### Tecnologia de produtos e equipamentos

A tecnologia trouxe muitas vantagens para a odontologia, oferecendo rapidez, segurança e conforto aos pacientes e aos dentistas.

As imagens digitais, os protótipos confeccionados a partir de imagens de tomografia computadorizada (TC), o uso do *laser*, câmeras intraorais, os aparelhos de ultrassom, as anestesias indolores; enfim, a evolução de materiais, resinas e implantes veio modificar e melhorar os procedimentos odontológicos, proporcionando satisfação aos pacientes e durabilidade e beleza nos serviços oferecidos pelos dentistas.

As novidades tecnológicas contribuíram de modo imensurável para a prática da odontologia e abriram um leque de opções de tratamento.

Sem o avanço tecnológico, as técnicas utilizadas na rotina de um consultório permaneceriam as mesmas e não permitiriam uma nova maneira de o paciente encarar os dentistas.

Duas décadas atrás, para os tratamentos endodônticos e as restaurações eram necessárias várias seções, os quais são hoje realizados em apenas uma consulta. Isso proporciona ao dentista economia de tempo e a possibilidade de aumentar o número de atendimentos.

Novidades estão sendo lançadas a todo momento, como, por exemplo, a anestesia eletrônica, em que um eletrodo é colocado na gengiva, ao lado do dente a ser tratado, e produz uma corrente elétrica que despolariza a fibra nervosa, causando uma sensação de formigamento no local, e a máscara anestésica, que consiste na inalação do gás óxido nitroso, o qual provoca uma sedação consciente, e o paciente é atendido mais relaxado e sedado.

Para auxiliarem os cirurgiões-dentistas a melhorar a visualização de seus trabalhos, proporcionando melhor acabamento nas restaurações, pontos cirúrgicos menores e facilidade nos tratamentos endodônticos, são usados microscópios cada vez mais potentes.

Uma variedade de recursos tecnológicos está à disposição dos pacientes, os quais muitas vezes nem imaginam que existam ou acreditam que seus custos são inacessíveis. Por isso, vale a pena apresentar essas facilidades ao público-alvo, como lentes de contato de porcelana nos dentes, uso de Botox® nos casos de exposição gengival acentuada ou preenchimento para aumento dos lábios, uso de óculos que exibem filmes para manter o paciente mais relaxado e técnicas de hipnose para substituir anestesia, entre outras.

Uma possibilidade oferecida pelo avanço tecnológico consiste na simulação computadorizada antes de o tratamento ser feito, para que o cliente possa avaliar como ficará após o procedimento.

### Internet, *blogs* e mídias sociais

A internet é uma inovação tecnológica que começou a movimentar o mercado em meados dos anos 1990, sendo acompanhada pelo surgimento de *sites*, *blogs* e das redes sociais.

O dentista deve manter-se sempre atualizado e participar da web, mas sempre com cuidado para não expor equivocadamente sua imagem.

O *site* do consultório deve ser institucional, tendo como foco informar o público sobre especialidades atendidas, horários, convênios aceitos, meios de comunicação e localização, contendo fotos do ambiente e textos curtos e objetivos, como a especialização do dentista, a importância da saúde bucal e outras informações sobre a especialidade oferecida. O *site* também pode conter *links* para oferecer informações adicionais de interesse dos pacientes.

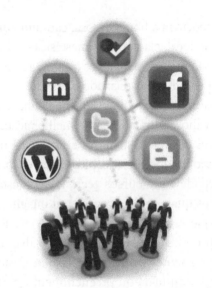

**Figura 4.4.** *Sites, blogs* e mídias sociais são excelentes ferramentas.

Os *blogs* podem ser usados como ferramenta de comunicação direta com os clientes. Podem ser postados textos mais longos e que permitam aos usuários fazer comentários, tirar dúvidas etc.

As redes sociais, em alta no momento, possibilitam a conexão com os pacientes atuais e os futuros pacientes 24 horas por dia. Os usuários têm o hábito de ficar conectados o maior tempo possível, por meio de computadores, *notebooks* e *smartphones*, entre outros dispositivos. Quando acordam, logo se conectam para verificar o *feed* de notícias, tendo o mesmo hábito antes de irem domir.

Certamente, as pessoas modificaram suas atitudes: em vez de escovarem os dentes, sua última ação no dia é "dar uma olhadinha no *face*".

O público de usuários não é constituído apenas de adolescentes, são pessoas de ambos os sexos, com idades variando de 10 a 80 anos. Afinal, o *facebook* é hoje o modo mais fácil e econômico de comunicação.

E toda esta penetração cria hábitos, multiplica informações, interfere na imagem das empresas, enfim, trata-se de um canal ágil, que deve ser usado de maneira eficiente e com alguns cuidados.

Se alguém não está no *Facebook*, este alguém não existe. Todos vão procurá-lo no *face*. Ninguém mais gosta de perder tempo telefonando ou passando *e-mail*, uma vez que a facilidade de contato proporcionada pelo *Facebook* é muito grande.

O profissional deve criar uma conta própria e outra para seu consultório. Deve criar uma página e postar fotos, informações de atendimento, dicas de prevenção e hábitos saúdáveis. Deve relacionar-se de uma maneira saudável, lembrando sempre que opiniões divergentes, preconceituosas e conflituosas devem ser evitadas.

A imagem de um profissional é formada por suas atitudes, e os amigos na rede social irão vê-lo pelo que é postado e comentado.

Por isso, deve-se interagir com o grupo de amigos de maneira positiva e natural, lembrando sempre que não há separação entre a vida pessoal e a profissional. O dentista é visto como um todo, e suas atitudes pessoais se refletem em sua vida profissional.

Afinal, os pacientes desejam ter orgulho de quem os atende e indicar seu nome pelos resultados positivos nos tratamentos, pelo atendimento recebido, pela imagem apresentada.

**Tecnologia, *marketing* e odontologia**

Segundo Mc Kenna[5], a tecnologia e o *marketing* já foram considerados inimigos, pois se considerava que a impessoalidade da tecnologia e a peculiaridade humana do *marketing* não conseguiam se encaixar. No entanto, quando foram descobertos os ganhos reais provenientes da junção de ambos, as brigas cessaram e a tecnologia e o *marketing* não apenas se uniram, mas iniciaram um processo de retroalimentação, em que a tecnologia permite que a informação flua bilateralmente entre o cliente e a empresa, originando um *feedback* que integra o cliente com a empresa e permite que esta detenha um mercado, estabeleça um diálogo, customize e transforme o serviço em produto e o produto em serviço.

A tecnologia passou a ser um facilitador das ações de *marketing*, levando ao consumidor odontológico informações atualizadas, novidades e sendo muitas vezes o iniciador do processo de compra. Muitos dentistas com certeza já ouviram frases como "Doutor, vi um artigo na internet sobre clareamento. Posso fazer?" ou "Li no *site* algumas informações sobre os benefícios do implante e decidi fazer".

Outras facilidades são as aulas, conferências e procedimentos realizados no *chat* e mensagens enviadas e respondidas instantaneamente, que acabaram com as barreiras para aquisição de conhecimento.

Na verdade, a tecnologia alterou o perfil do profissional de odontologia e do paciente, criando novos cenários e aprimorando saberes, relacionamentos e conhecimentos.

Cabe ao *marketing* a integração com uma ferramenta que facilite sua aplicação e minimize custos, além de possibilitar uma abrangência muito maior das ações implementadas pelas empresas.

Estamos passando por uma nova era do *marketing*, no qual se tornou impossível alavancar mercados sem a integração com as estratégias disponibilizadas pela tecnologia.

A odontologia é beneficiária dos avanços tecnológicos, tanto no que se refere às pesquisas de produtos, materiais etc., como no que diz respeito aos *softwares* de gestão e à aplicação das ferramentas de *marketing*.

O cliente, visto como alvo principal de todos esses processos, passa a ser contemplado com os resultados positivos das ações implantadas. Afinal, todo o desenvolvimento, estratégias e práticas adotados pelos consultórios visam ao paciente com o objetivo de conquistar sua fidelização.

Os dentistas devem ficar atentos às respostas que estão recebendo dos pacientes, seja por meio de opiniões (através de pesquisas internas), atitudes (comparecimento e retorno às consultas) ou indicações de amigos, seja por meio do relatório financeiro (que demonstra a realidade econômica do consultório).

Mc Kenna[5] afirma que o encontro das tecnologias com os clientes e com a concorrência possibilita que as empresas tenham as experiências necessárias para investir no desenvolvimento do mercado, considerando os riscos que devem ser calculados.

Em um mercado com mudanças imprevisíveis, prever os resultados das tecnologias aplicadas não é uma tarefa fácil. Mc

Kenna[5] propõe que a solução ideal para combater as ameaças do mercado não é o *marketing*, e sim o melhor *marketing*, ou seja, o *marketing* que encontra um modo de integrar o cliente à empresa como modo de criar e manter uma relação entre a empresa e o cliente.

O *marketing* e a tecnologia devem estar sempre se atualizando e detectando as necessidades do mercado, das empresas e dos clientes, implementando novas ferramentas que facilitem o dia a dia e investindo em processos de gestão que proponham melhorias contínuas no relacionamento entre os clientes e as empresas.

A tecnologia cria e desenvolve, enquanto o *marketing* avalia, analisa e implanta, e o dentista monitora os resultados apresentados. Todas essas ações com foco no paciente, visando atender as necessidades, facilitar a comunicação, aprimorar o relacionamento e aumentar a fidelização.

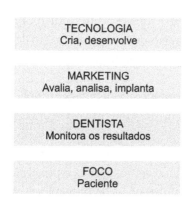

**Figura 4.5.**

## Benefícios da tecnologia no consultório

- Agregar valor aos procedimentos
- Otimizar a rotina do consultório
- Facilitar a comunicação com os pacientes
- Divulgar o consultório e os serviços prestados
- Beneficiar o gerenciamento do consultório
- Reduzir custos e aumentar a lucratividade
- Levar à sociedade informações sobre a saúde bucal

## Aspectos legais

Vale ressaltar que as tecnologias (seja de produtos, equipamentos ou informações) devem ser aplicadas segundo as normas estabelecidas pelos órgãos competentes, respeitando os aspectos éticos e evitando conflitos odontolegais.

## O *MARKETING* E A ÉTICA

A proposta de aplicação do *marketing* no consultório odontológico consiste em elaborar um planejamento e definir as ações e ferramentas que serão direcionadas para que seja alcançado o objetivo, que deve estar de acordo com variáveis do mercado e satisfazer os desejos e necessidades dos pacientes, construindo relacionamentos duradouros, ou seja, a fidelização.

Para que essas ações alcancem as metas estipuladas é necessário que todo o processo seja elaborado e realizado sob os pilares da transparência, da veracidade, do respeito e da ética.

A odontologia se submete a um Código de Ética que direciona as condutas do cirurgião-dentista no exercício de sua profissão, pautando em seus artigos as observações que devem ser feitas na rotina do profissional.

Para que o *marketing* seja efetivamente aplicado, é mais do que necessário que o dentista adote uma postura ética e saiba respeitar o Código.

O Código de Ética Odontológica, em seu Capítulo XVI, dispõe sobre as normas de anúncio, propaganda e publicidade, as quais devem ser seguidas pelos profissionais de odontologia. Essas normas representam segurança para os profissionais e para os consumidores, pois evitam que ações antiéticas e enganadoras venham a ser divulgadas.

A evolução do mercado e a nova conscientização dos públicos exigem dos profissionais atuações focadas nas condutas éticas, em que é avaliada a postura do profissional por seu desempenho na sociedade como um todo.

Nenhum paciente deseja ter como dentista um profissional que desrespeite o Código de Ética e pode pensar do seguinte modo: "Se ele não respeita o Código de Ética de sua profissão, como vai respeitar as normas corretas do tratamento?"

*Pense nisso! A ética gera fidelização.*

A ética deve estar presente na vida profissional, individual e social do dentista, sendo todas as suas ações pautadas em atitudes de respeito, sem enganos, sem mentiras, sem se aproveitar da falta de conhecimento e sem impor serviços desnecessários.

Não se justificam ações que não sejam éticas; nada justifica a falta de respeito com o paciente.

Induzir um paciente a um tratamento mais caro, alegando que não existem alternativas, é uma atitude antiética.

O paciente deve ser esclarecido a respeito dos tratamentos existentes, seus custos, a durabilidade, para que possa optar pelo que pode ou prefere pagar.

Direcionar atendimentos diferenciados para pacientes particulares e pacientes conveniados também constitui uma atitude antiética. Todos devem poder contar com o mesmo padrão de atendimento.

Não existe mais espaço para os profissionais sem ética no mercado. O certo é atuar de maneira correta, planejando o consultório, colocando as ações em prática e criando relacionamentos de confiança com os pacientes. Afinal, o que os pacientes desejam no dentista? Confiança e credibilidade, e isso só é conquistado por meio de ações éticas.

## Referências

1. Chiavenatto I. Introdução à teoria geral de administração. 6. ed. Rio de Janeiro: Campos, 2000.
2. Kotler P, Armstrong G. Princípios de marketing. 9. ed. São Paulo: Pearson, 2004.
3. Kotler P. Marketing 3.0 – As forças que estão definindo o novo marketing centrado no ser humano. Rio de Janeiro: Elsevier, 2010.
4. Guedes RC. Responsabilidade social e cidadania empresarial: conceitos estratégicos para as empresas face à globalização. Dissertação de mestrado da Pontifícia Universidade Católica da São Paulo (PUC- SP). São Paulo, 2000.
5. Mc Kenna R. Marketing de relacionamento: estratégias bem-sucedidas para a era do cliente. 9. ed. Rio de Janeiro: Campus, 1992.

# CAPÍTULO 5

# Gestão do Consultório

*"A maioria das pessoas não planeja fracassar, fracassa por não planejar."* (John L. Beckley)

O dentista precisa ter consciência de que o consultório é uma empresa e deve ser administrado como um todo.

A administração consiste no ato de gerenciar recursos e pessoas, tendo como finalidade alcançar objetivos definidos.

Para que o consultório possa crescer é necessário que o dentista se utilize dos recursos administrativos e tenha controle sobre as ações diárias.

## FUNÇÕES DA ADMINISTRAÇÃO

As funções administrativas compõem o processo administrativo gerencial e são utilizadas com o intuito de direcionar o dia a dia das empresas. São elas: planejar, organizar, dirigir e controlar tarefas, visando alcançar produtividade, bem-estar dos públicos envolvidos e lucratividade.

### Planejar

Nada pode ser improvisado. Todas as ações devem ser previamente planejadas conforme as metas e os objetivos que o dentista deseja alcançar.

A definição dos objetivos deve ser feita de acordo com os resultados que se pretende atingir. Devem ser consideradas a situação atual, as variáveis do mercado e as ferramentas necessárias. Nesse processo são separados os objetivos de curto, médio e longo prazos. Não se deve esquecer de que alguns objetivos para serem alcançados dependem dos resultados de ações anteriores.

Objetivos não são sonhos. É necessária racionalidade na hora de defini-los.

Peter Drucker, em seu livro *Administração por Objetivos* (1954)[1], relata que os critérios para escolha dos objetivos são fixados de acordo com a prioridade e eles devem ser claros, específicos, mensuráveis, monitorados constantemente e que devem poder ser alcançados.

Os objetivos devem ser conhecidos e compartilhados por toda a equipe do consultório.

Qual (ou quais) o(s) objetivo(s) de seu consultório?

- Aumentar a captação de pacientes?
- Fidelizar os clientes?
- Ampliar as instalações?
- Implantar novas especialidades?
- Promoção e divulgação no mercado?
- Reposicionamento do consultório?

Definidos os objetivos, o foco se dirige para as etapas do planejamento, quais sejam: o planejamento estratégico, tático e operacional.

### Planejamento estratégico

Compreende a tomada de decisões acerca do padrão de comportamento que a organização pretende seguir, produtos e serviços que pretende oferecer e mercados e clientes que pretende atingir[2].

De acordo com Chiavenatto[3], essa estratégia surgiu de um cenário de guerra. Será que vivemos em um mercado de guerra? Preferimos pensar que, se existem ética e respeito, não existe guerra. A concorrência pode viver em harmonia e, até mesmo, somar-se, compartilhar experiências e trocar ideias.

Se um dentista clínico envia um paciente a um endodontista para a realização de um tratamento endodôntico, qual deve ser a postura deste ao finalizar o tratamento? Devolver o paciente ao clínico, e não seduzi-lo para concluir o tratamento com ele. Uma atitude simples que molda o cenário do mercado.

No entanto, como já salientado neste livro, ainda existe a necessidade de conscientizar alguns profissionais de que a ética influencia a formação da imagem e é um elemento que define a fidelização ou não do paciente.

### Planejamento tático

O planejamento tático, de acordo com Oliveira[4], tem por objetivo otimizar determinada área de resultado e não a empresa como um todo. Representa os denominados objetivos intermediários de cada departamento. Consiste em decomposições das estratégias estabelecidas no planejamento estratégico.

### Planejamento operacional

A partir do plano tático, origina-se o planejamento operacional, que define as ações, os custos e o cronograma do que será implantado.

Se o planejamento estratégico objetiva a captação e fidelização dos pacientes, o que deve ser feito nos niveis tático e operacional?

- **Estratégia:** captar e fidelizar pacientes.
- **Tática:** definir as áreas envolvidas e os objetivos de cada profissional (ASB, atendente, dentistas).
- **Operacional:** definir as ações das áreas envolvidas (treinamento, atendimento de qualidade, serviços de excelência, preços justos, promoções etc.).

Todas as ações do planejamento operacional precisam ser monitoradas para avaliação dos resultados.

### Organizar

Segunda etapa do processo de gestão, organizar consiste em procurar meios eficientes que possibilitem a execução do planejamento.

Para Chiavenatto[3], organizar é determinar, agrupar e designar as atividades, ou seja, determinar as atividades específicas necessárias ao alcance dos objetivos planejados (especialização), agrupar as atividades em uma estrutura lógica (departamentalização) e designar as atividades de acordo com as posições e pessoas específicas (cargos e tarefas).

Portanto, para que as ações definidas no planejamento possam apresentar resultados positivos no consultório, deve-se buscar uma organização prática que envolva a racionalização do trabalho e a otimização da produtividade.

**Quadro 5.1** Definição dos responsáveis por atividade no consultório

| ATIVIDADES NO CONSULTÓRIO | |
|---|---|
| Atividade | Responsável |
| Recepção | |
| Telefone | |
| Agenda | |
| Compras/estoque | |
| Pagamentos/recebimentos | |
| Auxílio ao CD/esterilização | |
| *Marketing* | |
| Gerenciamento | |

A organização dos horários de expediente dos funcionários e das consultas também entra nessa etapa.

Se o consultório funciona 12 horas por dia, o dentista precisa de duas ASBs (no mínimo): uma com horário das 8h às 18h e a outra trabalhando das 10h às 20h. Podem ser feitos rodízios e escalas.

Outra observação deve ser feita em relação aos horários da agenda. É de fundamental importância que os horários agendados e o tempo de consulta estejam de acordo com o necessário para a execução dos procedimentos, o que evitará atrasos nas consultas, um fator de grande insatisfação nos consultórios.

## Dirigir

O terceiro conceito da gestão/administração consiste em dirigir ou liderar. Ambos têm a mesma função.

Dirigir um consultório odontológico significa fazer com que todos os processos e ações estabelecidas sejam acionados e funcionem bem.

Para tanto, é necessária a presença de um líder que direcione, auxilie, corrija e oriente a equipe de trabalho, que seja o norteador das ações e o solucionador dos conflitos.

Liderar significa direcionar um grupo de pessoas com ações motivadoras para que seja alcançado um mesmo objetivo.

Liderar é manter sob controle todas as atividades do consultório.

Liderar é ter conhecimento do mercado em que atua e estar atento às oportunidades e às ameaças externas ou internas, com intuito de prever se esses fatores irão influenciar o alcance dos objetivos.

Chiavenatto[3] enfatiza que "a liderança é essencial em todas as funções da administração".

Para liderar com resultados é preciso conhecer o perfil dos colaboradores e criar um clima de comprometimento e confiança entre líder e liderados.

Muitos sempre perguntam: "Qual o melhor tipo de liderança a ser aplicada no rotina do consultório?"

Entre os estilos de liderança, os mais comuns são: a autocrática, a democrática e a liberal (Figura 5.1).

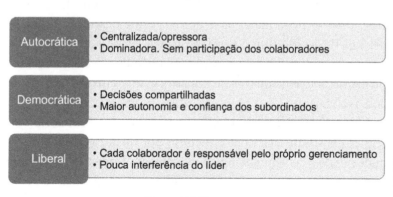

**Figura 5.1** Liderança.

A liderança não pode seguir um único modelo, precisa se adequar às situações vivenciadas em determinado momento e à maturidade do grupo de trabalho. A liderança situacional corresponde a este conceito e é considerada a mais acertada.

Desenvolvido por Hersey & Blanchard em 1986[5], esse estilo é baseado na inter-relação entre a quantidade de orientação, direção e apoio socioemocional oferecida pelo líder e o nível de prontidão dos subordinados na realização dos objetivos.

Esse nível de prontidão depende da maturidade de cada membro da equipe e define o estilo de liderança adotado para cada um.

São quatro os estilos que o líder pode aplicar:

- **Determinar:** para indivíduos com pouca maturidade, que não têm capacidade nem disposição. Nesse estilo, a tarefa a ser cumprida deve seguir o direcionamento do líder.
- **Persuadir:** aplicado junto aos colaboradores com pouca ou moderada maturidade. Pessoas que têm alta disposição, mas pouca capacidade. O líder ensina, direciona a tarefa e, ao mesmo tempo, apoia a execução.
- **Compartilhar:** para pessoas com maturidade de moderada a alta, que têm capacidade de realizar a tarefa, mas precisam de motivação.
- **Delegar:** direcionada aos indivíduos de alta maturidade, aqueles que têm capacidade e disposição para assumir responsabilidades.

A equipe de trabalho deve ser avaliada no consultório, percebendo o nível de maturidade de cada um e desenvolvendo a liderança de acordo com o perfil do grupo, lembrando que existem pessoas (novos profissionais) que ainda não desenvolveram maturidade no ambiente de trabalho, mas que apresentam potencial de desenvolvimento.

Muitas ASBs recém-formadas que chegam ao consultório sem sequer conseguir falar com o dentista por medo, vergonha ou timidez depois de algum tempo e treinamento tornam-se excelentes profissionais, com desenvoltura, solucionando problemas, cuidando da agenda e organizando o consultório.

Por isso, é muito importante que o dentista observe cada membro de sua equipe e avalie o desempenho na realização de tarefas, a participação na rotina e o comprometimento pessoal.

Cada dentista deve tomar a iniciativa junto a seus funcionários, conversando, ensinando, explicando e delegando funções, e pouco a pouco ir analisando o desenvolvimento.

Não é incomum que ótimas profissionais sejam desligadas do cargo em menos de 1 semana em razão da impaciência do dentista para ensinar – "Quero uma ASB que saiba tudo!". Por isso, são desperdiçadas profissionais que acabam indo para outros consultórios e desempenhando excelentes trabalhos.

Liderar é observar o profissional como um todo e perceber o potencial que pode ser despertado em cada um.

Nos cursos de TSB e ASB, grande parte dos alunos tem pouca ou nenhuma experiência profissional, sendo transmitido conteúdo teórico e vivenciadas algumas situações práticas do dia a dia. A prática das rotinas, contudo, só começa no consultório, onde esses profissionais, além de manterem contato direto com o que foi ensinado em sala de aula, têm de adequar suas rotinas ao perfil de cada dentista.

Felizmente, a maioria consegue, o que afinal é muito recompensador. Por isso, a liderança deve abrir oportunidades para o profissional mostrar suas habilidades.

### Promovendo o diálogo

Grandes empresas têm investido em uma nova postura junto aos funcionários, de interatividade, conversação e troca de comentários. Nessas formas de aproximação entre líder e liderados, os resultados vão desde uma nova solução para determinado problema, agilidade na condução das tarefas, maior comprometimento no trabalho até novas propostas de ações mais eficazes.

## Controlar

Quarto conceito básico da administração, o controle tem como função avaliar se as ações planejadas e organizadas vêm apresentando os resultados esperados.

Chiavenatto[3] enfatiza que o processo de controle tem por finalidade assegurar que os resultados do que foi planejado, organizado e dirigido se ajustem tanto quanto possível aos objetivos previamente estabelecidos.

O controle se divide em quatro fases (Figura 5.2):

- **Estabelecimento de padrões ou critérios:** os padrões representam o desempenho esperado e são expressos em tempo, qualidade, dinheiro e unidades físicas. Os critérios, por sua vez, referem-se às normas que direcionam as decisões, o que se espera como resultado.
- **Observação do desempenho:** mensuração da evolução do desempenho das ações, fazendo os ajustes necessários.
- **Comparação do desempenho com o padrão estabelecido:** consiste em verificar se o desempenho está dentro do padrão ou se os desvios apresentados são aceitáveis. Como ferramentas são utilizados gráficos, relatórios, índices, porcentagens e medidas estatísticas. Em caso de desvios e erros acima dos limites padrões, aplicam-se as correções necessárias para evitar que os resultados não alcancem o êxito esperado.

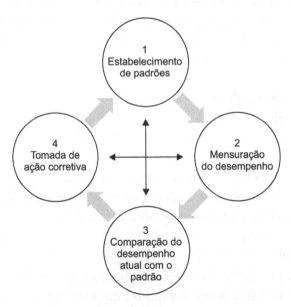

**Figura 5.2** Fases do controle.

- **Adoção da medida corretiva:** as ações corretivas são importantes para o sucesso da gestão. Afinal, temos em mente o que desejamos que aconteça, mas nem sempre o planejado pode ser eficaz. Por esse motivo é interessante medir periodicamente os resultados e ter em mãos alternativas que serão aplicadas em substituição àquelas que falharam.

## GESTÃO FINANCEIRA

No processo de gestão do consultório, não pode ser esquecida a questão financeira, talvez uma das que mais têm atormentado os cirurgiões-dentistas.

Diante de inúmeras reclamações sobre a lucratividade dos consultórios fica a pergunta: "O profissional sabe fazer o controle financeiro do consultório?"

Deve ser lembrado que o consultório é uma empresa e deve ser tratada como tal. Em primeiro lugar, as contas pessoais devem ser separadas das contas do consultório.

Todos os custos devem ser listados: aluguel, IPTU, condomínio, luz, água, impostos, contador, empregados, sindicato, conselho, fornecedores; enfim, todos os gastos necessários para o consultório funcionar.

O controle das finanças deve ser diário. Não se deve deixar acumular, pois certamente algo poderá ser esquecido.

O controle diário torna mais fácil visualizar a situação financeira como um todo, sendo possível até mesmo prever se haverá lucro ou débito ao final do mês.

O valor da hora clínica deve ser calculado. Alguns profissionais ficam em dúvida sobre quanto devem cobrar por seus serviços. Devem ser cobrados preços justos, aqueles estabelecidos a partir dos custos fixos + variáveis + lucro:

- **Custos fixos:** todas as despesas fixas do consultório (relacionadas anteriormente).
- **Custos variáveis:** alguns procedimentos exigem o uso de materiais diferentes, aplicação de tecnologia, próteses etc.

- **Lucro:** deve ser determinado o quanto vale a mão de obra. O percentual que se deseja ter como lucro (sendo sempre justo e realista), considerando aqui o valor percebido e o que o consultório oferece de diferente em relação à concorrência: localização, estacionamento, atendimento de qualidade e conforto, entre outros.

Além disso, deve ser calculado o número de horas trabalhadas. Se o profissional atende 8 horas por dia de segunda a sexta-feira, o que equivale a: $8 \times 5 = 40$ horas/semana $= 40 \times 4$ (semanas) $= 160$ horas no mês.

A equação final é simples: basta dividir o custo fixo pelo número de horas trabalhadas, e o resultado é o valor da hora clínica, que deve ser somado aos custos variáveis e ao lucro:

**Custo fixo/horas trabalhadas + custos variáveis + lucro**

Exemplo:
- Total do custo fixo: R$ 10.000,00
- Total de horas trabalhadas: 160 horas

Valor da hora clínica A/B = R$ 62,50. A esse valor acrescentam-se os custos variáveis + o lucro.

Na gestão financeira também estão incluídos o controle das contas a pagar e os valores a receber dos pacientes.

É muito importante que as contas sejam pagas em dia, o que evitará surpresas desagradáveis, como a suspensão de serviços e juros cobrados por atraso.

O controle dos recebimentos dos pacientes deve ser diário, e qualquer inadimplência deve ser cobrada de imediato, para evitar acúmulos e atrasos.

A cobrança aos pacientes deve ser feita de modo natural, por e-mail, telefone ou no próprio consultório.

Alguns não gostam de cobrar o paciente, o que é desnecessário, pois a cobrança é natural em qualquer relação comercial. O paciente recebeu os serviços e o lógico é que pague por isso. Pode ter esquecido ou ter atrasado por algum problema, e por isso a cobrança deve ser feita de maneira muito educada.

A gestão financeira de um consultório deve considerar o que pode ser feito para reduzir os custos, o que inclui a conscientização da equipe de trabalho para evitar desperdício de material, uso exagerado do telefone e, até mesmo, uso desnecessário de energia.

A boa saúde financeira resultará em maior lucratividade e investimentos no local de trabalho, salários da equipe e melhorias em geral.

## Referências

1. Drucker P. Administração por Objetivos, 1954.
2. Maximiano A, Amaru C. Teoria geral da administração. São Paulo: Atlas, 2006.
3. Chiavenatto I. Introdução à teoria geral de administração. 6. ed. Rio de Janeiro: Campus, 2000.
4. Oliveira DPR. Planejamento estratégico: conceitos, metodologias, práticas. São Paulo: Atlas, 1995.
5. Hersey P, Blanchard KH. Psicologia para administradores – A teoria e as técnicas da liderança situacional. São Paulo: EPU, 1986.

# CAPÍTULO 6

# O *Marketing* e a Qualidade Total

A análise de todos os processos para a implantação das ações de *marketing* e seus objetivos revela que todas as etapas têm o cliente como foco principal.

Desde o início do planejamento, as definições das estratégias, a criação da marca, o desenvolvimento do relacionamento, a capacitação das equipes e a gestão, utilizam-se ferramentas adequadas ao público que se deseja alcançar, os pacientes já fidelizados e os novos, a quem diariamente são enviados prospectos.

Entretanto, para que todo o processo seja bem-sucedido é necessário que a qualidade seja um elemento presente em todas as etapas. Não apenas a qualidade dos serviços e do atendimento, mas a qualidade total, aquela que está presente em cada detalhe e que faz a diferença.

Aliás, nunca se falou tanto em qualidade como nas últimas décadas: qualidade nos serviços, nos produtos, na produção, nos relacionamentos, na gestão; enfim, o que se busca é a Qualidade Total, aquela que está presente em todos os processos organizacionais e que consiste em uma estratégia de administração orientada para criar consciência da qualidade.

O ex-presidente da GE, John F. Welch Jr., enfatizou durante sua gestão que: "A qualidade é a nossa maior certeza de fidelidade de clientes, nossa mais forte defesa contra a concorrência estrangeira e o único caminho para o crescimento e o lucro sustentados."

Fidelização, preferência do cliente, credibilidade, aumento da produtividade, competitividade, sobrevivência no mercado, diferenciação, excelência e lucratividade são alguns dos benefícios gerados pela gestão da qualidade.

As várias certificações de qualidade existentes no mercado testemunham a importância dessa ferramenta no meio empresarial.

Diversas ferramentas de qualidade têm se desenvolvido no mercado, entre as quais vale destacar o Modelo de Qualidade 5 S, criado no Japão e que possibilita uma melhor organização e desenvolvimento das tarefas e maior produtividade.

## MODELO DE QUALIDADE 5 S

Considerado um dos mais eficientes métodos de aplicação da qualidade, o 5 S tem sido amplamente utilizado para a melhora dos ambientes e influenciado diretamente na qualidade de vida dos funcionários, no relacionamento com o público e no desempenho das organizações.

O modelo dos 5 S surgiu no Japão em meados do século XX, logo após a Segunda Guerra Mundial, e foi desenvolvido para reorganizar o país, que se encontrava em grandes dificuldades.

O modelo se fundamenta nas dimensões física, intelecual e social, o que permite executar as tarefas com mais segurança, rapidez e objetividade. Combate o desperdício, evita o retrabalho e promove uma melhora contínua da qualidade.

A implantação desse modelo no consultório odontológico se refletirá na maior satisfação dos pacientes e na agilidade dos serviços, levando a uma maior lucratividade.

A expressão 5 S deriva de palavras japonesas iniciadas pela letra S e que exprimem os princípios fundamentais da organização, quais sejam: SEIRI, SEITON, SEISO, SEIKETSU e SHITSUKE (Figura 6.1).

Esses termos são definidos como:

1. **Seiri:** senso de utilização, arrumação, organização, seleção.
2. **Seiton:** senso de ordenação, sistematização, classificação.
3. **Seiso:** senso de limpeza, zelo.

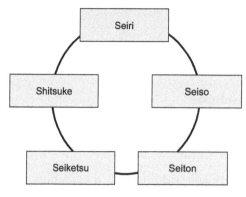

**Figura 6.1** Os 5 S.

4. **Seiketsu:** senso de asseio, higiene, saúde, integridade.
5. **Shitsuke:** senso de autodisciplina, educação, compromisso.

**SEIRI**

Representa o senso de utilização e consiste em arrumar todos os processos e descartar o que não é útil.

**Ação no consultório**

Ter bom-senso para identificar os materiais e recursos necessários para a execução das tarefas. Essa ação tem o sentido de descartar tudo o que não serve para uso, começando pela papelada, jogando fora tudo o que não tiver mais uso, devendo ser retirados e descartados materiais velhos e sem uso.

Somente deve ser colocada em uso a quantidade adequada aos procedimentos, evitando o desperdício de material. Deve-se dar atenção às tarefas: o trabalho deve ser feito da maneira correta da primeira vez, evitando o desperdício de tempo com o retrabalho.

**Benefícios do Seiri**

- Liberação do espaço físico
- Diminuição de acidentes
- Diminuição de custos de manutenção
- Reutilização de recursos
- Melhoria no ambiente de trabalho

## SEITON

Senso de ordenação, a otimização das áreas de trabalho, a organização de tudo o que tem utilidade.

### Ação no consultório

Deve ser organizada a documentação necessária, criando pastas para contas pagas, contas a pagar, contabilidade, recebimentos futuros etc.

É preciso ser racional quanto à parte administrativa do consultório, deixando sobre a mesa apenas documentos, a agenda e os pagamentos do dia. Os *outros* deverão ser arquivados conforme as datas de uso. As atividades do dia devem ser organizadas conforme a prioridade, definindo as ações da parte da manhã e as da tarde.

Os materiais para uso devem ser selecionados de acordo com cada procedimento a ser realizado no dia e colocados em ordem.

Atenção ao estoque! O material de uso diário deve ser organizado e arrumado segundo a frequência de uso, tudo etiquetado.

A planilha de estoque deve ser sempre atualizada, uma vez que não faz sentido contar o material toda vez que for necessário fazer pedido às dentais. As planilhas com os fornecedores, pagamentos, recebimentos, estoques e pacientes devem ser informatizadas, para o que se encontram disponíveis vários *softwares* com essa utilidade, ou o próprio profissional pode criar planilhas e pastas no computador com o auxílio do Excel e do Word.

Tudo deve ser ordenado para que os materiais necessários possam ser usados com rapidez e segurança, a fim de facilitar o fluxo de materiais, de informação e de pessoas (Figura 6.2).

### Benefícios do Seiton

- Objetividade
- Produtividade
- Redução de custos
- Economia de tempo

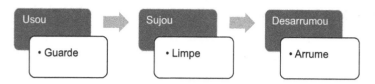

**Figura 6.2** Seiton – sistematização.

## SEISO

Senso de limpeza, o que significa não sujar e manter limpo e livre de poeira.

**Ação no consultório**

A limpeza deve ser constante: mobiliário, equipamentos, paredes, banheiros, portas e janelas.

Atenção deve ser dada ao ar-condicionado e aos outros equipamentos, que devem ter manutenção constante. Caso algum equipamento não funcione ou apresente ruídos estranhos, deve ser enviado para conserto imediatamente.

Manchas e poeiras devem ser eliminadas de todos os locais. Devem ser verificados o consultório e os equipamentos, cadeiras e mochos. Assentos manchados, rasgados e descosturados devem ser limpos, estofados ou substituídos imediatamente.

A mesma orientação serve para os uniformes: não usar jalecos manchados, sem botão ou descosturados, os quais devem ser consertados ou trocados de imediato.

A limpeza precisa ser uma constante no consultório, com materiais higienizados e esterilizados, segundo a determinação da Agência Nacional de Vigilância Sanitária (ANVISA).

Ter cuidado com papéis amassados e copos descartáveis usados – tudo deve ser jogado no lixo. Nada deve ficar espalhado pela recepção. Atenção aos odores dos sanitários – as lixeiras devem ser sempre esvaziadas e o banheiro aromatizado.

Toda a equipe do consultório deve estar comprometida com a limpeza.

## Benefícios do Seiso

- Melhora do ambiente de trabalho
- Aumento da autoestima
- Maior durabilidade dos equipamentos
- Detecção de defeitos ou falhas nos equipamentos
- Bem-estar e conforto dos pacientes

## SEIKETSU

Senso de higiene, asseio e saúde foca-se no comprometimento com a qualidade de vida dos funcionários.

### Ação no consultório

Tanto a equipe de trabalho como o dentista devem ter cuidado com a higiene pessoal, preocupando-se com o bem-estar físico e mental e uma alimentação correta.

Em muitas situações, o dentista e a equipe deixam de almoçar para prestar atendimento a um número maior de pacientes, o que representa um erro a ser evitado.

A maior economia e o maior ganho residem no cuidado com a saúde, para que o profissional possa trabalhar em boas condições e evitar o absenteísmo em razão de mal-estares.

### Benefícios do Seiketsu

- Melhora da qualidade de vida
- Maior produtividade
- Redução das faltas
- Melhora dos relacionamentos
- Aumento da autoestima
- Melhora da imagem do consultório

## SHITSUKE

O senso de autodisciplina, educação e compromisso. Refere-se à necessidade de mudança de hábitos de todos na organização para adequação aos processos das etapas anteriores e maior comprometimento com as ações no dia a dia.

**Ação no consultório**

Conscientização de todos na implantação do modelo dos 5 S. Mudança de hábitos que não estejam de acordo com a nova proposta de trabalho no consultório.

Pode ser detectada resistência à implantação desse novo modelo de trabalho, o que é natural quando se fala em mudanças.

No entanto, para minimizar esses efeitos, é aconselhável uma reunião com o grupo de trabalho, em que serão apontadas as melhorias propostas, as quais serão direcionadas para toda a equipe, além do consultório e dos pacientes.

Trata-se de um modelo que exige disciplina, participação e boa vontade de todos os envolvidos.

**Benefícios do Shitsuke**

- Melhora do relacionamento entre colaboradores
- Melhora da qualidade
- Otimização do tempo
- Maior participação dos funcionários
- Motivação
- Comprometimento

A aplicação do modelo dos 5 S tem demonstrado, em diversos setores do mercado, resultados positivos em termos de produtividade, economia, organização e limpeza, sendo um dos motivadores dos processos de criatividade e participação.

Inúmeras empresas de vários portes têm se preocupado em adequar seus funcionários a esse modelo, com isso conquistando um número maior de consumidores.

Os 5 S constituem uma ferramenta de qualidade e têm como propósito somar-se à Gestão da Qualidade Total e promover uma mudança de cultura e de valores que desperte nos colaboradores dinamismo e compromisso na realização de seus trabalhos e na busca de soluções.

Em alguns consultórios de odontologia deparamos com muitas situações em que a equipe auxiliar parece estar executando um trabalho mecanizado. Não demonstra iniciativa para realizar uma tarefa, pois acredita que, se não é de sua responsabilidade, não deve fazer. Esta não é uma regra geral, mas grande parte das pessoas age assim.

O programa dos 5 S se propõe a mudar isso: despertar no funcionário sua responsabilidade na realização de seus serviços e conscientizá-lo de que seu trabalho pode ser feito com eficácia e eficiência.

A mudança de hábitos e a implantação de novas culturas e valores devem partir do modelo praticado pelo dentista. É necessário que este seja o primeiro a mudar suas atitudes, tornando-se o espelho da equipe.

Os 5 S estruturam e dinamizam o consultório, de modo a se refletir nas relações com os pacientes e com os fornecedores e gerar benefícios no sentido de fidelização, economia e padronização dos processos para que predomine a qualidade.

A qualidade no consultório de odontologia tem início na geração dos serviços, e isso é da responsabilidade do dentista e da equipe. Por isso, a aplicação do modelo dos 5 S orienta sobre a importância na otimização dos processos de trabalho, a organização, a responsabilidade e a disciplina.

O paciente percebe os resultados desse modelo no serviço recebido, no atendimento, na objetividade, no ambiente limpo e organizado, no asseio do dentista e dos colaboradores e na estrutura do consultório.

A imagem passada ao paciente é transmitida ao mercado pelos diversos meios de comunicação, inclusive pelo "boca a boca" – a indicação feita diretamente pelo cliente.

Essa imagem é confirmada no momento do atendimento e, somada à qualificação do dentista e aos resultados do tratamento, funciona como indicador da qualidade.

## Referência

1. Lapa R. Programa 5 S. Rio de Janeiro. Qualitymark, 1998.

# CAPÍTULO 7

# Plano de *Marketing*

*"O plano de marketing é um dos produtos mais importantes do processo de marketing."*
(Philip Kotler)

O plano de *marketing* consiste em um documento desenvolvido para detalhar as ações que serão utilizadas para que sejam alcançados os objetivos de *marketing*.

Para atingirem seus objetivos, as ações de *marketing* precisam ser delineadas de acordo com a situação econômica, política e social do mercado e as oportunidades que este oferece. É importante que se realize um estudo que possibilite distinguir o quê, quando e como fazer, para que os resultados sejam plenamente alcançados.

O plano de *marketing* é um forte aliado na construção dessa estratégia e auxilia os dentistas a utilizarem as ferramentas corretas, evitando um erro que vem sendo cometido por vários profissionais: o uso de ações isoladas, sem planejamento e controle, que levam a estafantes e malsucedidos projetos.

O plano de *marketing* divide-se em três etapas:

- Planejamento
- Implantação do plano
- Avaliação e controle

## PLANEJAMENTO
### Sumário executivo

Consiste no resumo do plano de *marketing*. Deve abordar as características do consultório, a situação atual, os objetivos e metas a serem alcançados e as estratégias que serão aplicadas.

### Análise do ambiente

Na análise do mercado são verificadas a situação política, econômica e social do país, a expansão e o desenvolvimento do mercado odontológico e as oportunidades que têm surgido nos últimos anos, mapeadas as forças e fraquezas, oportunidades e ameaças (Análise SWOT) do segmento de odontologia e o que pode ser favorável ao consultório, e conhecida a concorrência.

### Definição do público-alvo

Consiste no estudo do perfil do consumidor, seus posicionamentos em relação à odontologia, uso e costumes, necessidades, expectativas e desejos.

### Posicionamento do consultório

Como o consultório é visto no mercado? Qual a imagem desejada para o consultório?

O posicionamento consiste na percepção do público em relação ao consultório, sendo muito importante que o transmitido no posicionamento seja de fato praticado no dia a dia do consultório.

O posicionamento precisa ter um diferencial em relação aos outros consultórios (é o que chamamos de vantagem competitiva) para incentivar a escolha do paciente.

### Criação da marca

A marca consiste na identidade do consultório, devendo transmitir confiança, ética e qualidade. Muitas vezes, na Odontologia, a marca é o próprio nome ou sobrenome do dentista. Pode ser também uma sigla, mas o que importa é que a marca será, ou já é, um ponto de referência para os pacientes atuais e os futuros (*prospects*), aqueles que serão arrebanhados a partir do trabalho executado pelo profissional, a divulgação, o *boca a boca* etc.

Pode ser criado um logotipo ou *slogan*, mas de acordo com as normas do Código de Ética e em sintonia com os serviços prestados, a segmentação e as especialidades.

### Objetivos

Consistem na definição do que deverá ser alcançado em limites de tempo de curto, médio e longo prazos. Os objetivos precisam ser mensuráveis e ter o foco direcionado para a participação no mercado e no lucro desejado.

### MARKETING TÁTICO

Refere-se aos 4 P do *marketing*, devendo ser analisados o Produto (serviço), o Ponto, a Promoção e o Preço.

### Produto (serviço)

Consiste na análise do serviço oferecido em relação às necessidades dos clientes, se as especialidades estão de acordo com a demanda, se o atendimento é de qualidade, se existe pontualidade nas consultas e se os resultados dos serviços realizados são de excelência.

### Ponto

Deve-se verificar se o acesso ao consultório é facilitado, se conta com estacionamentos, rampas para o público cadeirante e pontos de ônibus ou metrô nas proximidades. Consiste na organização de toda a logística, estoque, armazenagem, prestação do serviço e fornecedores.

### Promoção

Quais os canais que estão servindo para a divulgação do consultório? Esses canais são acessados pelo público-alvo? Qual o retorno obtido das mídias? Consiste na distribuição de brindes, *kits*, publicação de artigos, *marketing* interno e *marketing* de relacionamento.

## Preço

Deve ser verificado se os valores cobrados pelos serviços estão de acordo com os valores da concorrência e se são justos, ou seja, se cobrem os custos, a mão de obra utilizada pelos serviços e se estão de acordo com o perfil do público atendido. Calculam-se os preços adicionando os valores agregados e os valores percebidos. Deve-se incluir o custo de tratamentos mais demorados e caros.

## IMPLANTAÇÃO DO PLANO

Nessa etapa são elaboradas as estratégias de *marketing* a serem utilizadas, as ações que serão implantadas, por quem e por quanto tempo e qual o custo da ação.

É o que denominamos Plano de Ação. Deve ser elaborada uma planilha como o exemplo a seguir:

| PLANO DE AÇÃO | | | | |
|---|---|---|---|---|
| Ações | Custo | Responsável | Período | Resultado |
| | | | | |
| | | | | |
| | | | | |
| | | | | |
| | | | | |
| | | | | |
| | | | | |
| | | | | |
| | | | | |
| | | | | |

## AVALIAÇÃO E CONTROLE

Monitoração dos resultados, onde será avaliado periodicamente se as ações de *marketing* utilizadas estão de acordo com os objetivos traçados e se há alguma dificuldade na implantação do plano.

Caso a avaliação demonstre que os resultados não são satisfatórios em relação às metas e expectativas, é necessária uma revisão do estudo do mercado e do posicionamento do consultório.

Essa etapa é muito importante, pois podem acontecer mudanças no mercado que levem à necessidade de alteração de alguma ação ou estratégia.

As mudanças podem ser relacionadas com o ambiente externo ou interno, mas podem, de certo modo, desestabilizar o planejamento. Por isso, esse controle é muito importante.

### Resultados financeiros

Devem ser feitas projeções financeiras para os primeiros 12 meses e para os primeiros 5 anos de comercialização dos serviços, as quais devem ser sintetizadas em quatro itens: hipóteses econômicas, parâmetros do serviço, demonstração dos resultados e análise do retorno do investimento.

#### *Hipóteses econômicas*

Consideram-se os elementos que podem influenciar o desempenho do plano por um período mínimo de 5 anos, como a inflação anual, a variação na taxa de câmbio, a taxa de juros anual e a variação do produto interno bruto (PIB).

#### *Parâmetros do serviço*

Os parâmetros referem-se às projeções dos elementos que direcionarão o cálculo do lucro bruto, as vendas por unidade, o preço unitário líquido e o custo unitário.

#### *Demonstração dos resultados*

Consiste na demonstração contábil das operações do serviço, a qual é constituída pela receita líquida total, o custo líquido total, as despesas de *marketing* e a contribuição do *marketing*.

As despesas de *marketing* incluem o orçamento de *marketing*, composto pelas verbas de orçamento de comunicação + orçamento de pesquisas de mercado + orçamento de desenvolvimento de produtos.

A contribuição do *marketing* refere-se à diferença entre o lucro bruto e as despesas de *marketing*.

### Análise do retorno do investimento

Para medir o retorno sobre o investimento podem ser usados os seguintes métodos:

- Retorno sobre o investimento (ROI = *return on investment*)
- Prazo de retorno (*pay-back*)
- Taxa interna de retorno (TIR)
- Valor atual líquido ou valor presente líquido (VAL ou VPL)

### Análise de equilíbrio

Trata-se de sintetizar os pontos positivos e negativos do serviço proposto no plano de *marketing*, cruzar as informações das forças e fraquezas, oportunidades e ameaças do mercado que podem interferir na condução do plano e verificar a Análise SOWT feita no início do plano que esteja interferindo de maneira positiva ou negativa nos resultados das ações.

### Programação

Nessa parte operacional do plano de *marketing*, definem-se a atividade, a data-limite e os responsáveis.

Os responsáveis precisam participar da fase de planejamento de modo a levar a um comprometimento espontâneo. É necessário prever reuniões periódicas para acompanhamento após o lançamento.

Na programação são definidos o cronograma das atividades no plano de ação e as ações inseridas em cada atividade. Em ambos os casos é essencial a realização de reuniões constantes.

# EXEMPLO DE PLANO DE *MARKETING*

Neste exemplo será usado um consultório fictício: "Likes Odontologia".

## PLANEJAMENTO
### Sumário executivo

Este plano de *marketing* visa ao reposicionamento da Likes Odontologia, uma clínica odontológica especializada nos serviços de odontopediatria, ortodontia e clínica geral.

Há 10 anos atuando na cidade de São Paulo, a Likes Odontologia objetiva, com as ações desse plano, solidificar a imagem e a marca, fortalecer a fidelização dos pacientes e ampliar o número de atendimentos com a captação de novos clientes.

A Likes trabalha hoje com quatro cirurgiões-dentistas, sendo dois odontopediatras e dois ortodontistas. Formam a equipe auxiliar e técnica dois ASBs e 1 TSB. A empresa conta ainda com uma secretária e um auxiliar de serviços gerais.

Todos os profissionais cirurgiões-dentistas, auxiliares e técnico de saúde bucal estão devidamente registrados no Conselho Regional de Odontologia do Estado de São Paulo.

### *Análise do ambiente*

Nas últimas décadas, o mundo tem passado por grandes mudanças nos campos econômico, político e social. Essas mudanças têm influenciado diretamente o público consumidor, que passa a ter maior conscientização da importância da saúde bucal e da necessidade de aplicação de técnicas de prevenção.

Dados do Conselho Federal de Odontologia demonstram que existem no Brasil cerca de 200 mil dentistas no exercício da profissão, além de 15 mil novos formandos que são colocados no mercado a cada ano. A maior concentração desses profissionais encontra-se nas regiões Sul e Sudeste.

O Estado de São Paulo conta com 78 mil cirurgiões-dentistas, entre os quais 1.600 são especializados em ortodontia e 2.700 têm especialização em odontopediatria.

*Posicionamento do consultório*

O posicionamento pretendido para a Likes Odontologia é que ela seja reconhecida como uma clínica de qualidade que se utiliza das modernas técnicas para a execução dos serviços odontopediátricos e ortodônticos.

*Criação da marca*

A marca adotada foi a Likes Odontologia, que transmite a ideia de aproximação e identificação, fatores trabalhados junto aos pacientes para que visualizem a marca como sendo a ideal na condução dos serviços odontológicos de que eles necessitam.

Pesquisas realizadas junto aos públicos demonstraram que a marca tem alto poder de atração e é de fácil memorização.

A logomarca do consultório (Figura 7.1) foi criada com base no nome com a intenção de divulgação e fixação da marca.

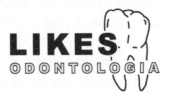

**Figura 7.1** Logomarca.

*Objetivos*

**Quadro 7.1** Objetivos

| Curto prazo | Divulgação da clínica, captação de pacientes |
| --- | --- |
| Médio prazo | Fidelização dos pacientes com ações de *marketing* de relacionamento |
| Longo prazo | Fortalecimento da imagem, aumento da visibilidade da clínica, maior número de pacientes |

## MARKETING TÁTICO

*Serviço*

É um serviço existente para o qual estamos fazendo um reposicionamento no mercado.

A Likes Odontologia é uma clínica que oferece serviços especializados nas áreas de odontopediatria e ortodontia. Criada há 5 anos, tem como base de trabalho a qualidade dos serviços e o bom relacionamento com os pacientes.

Trabalha para conscientizar sobre a importância da saúde bucal e os cuidados básicos de prevenção que proporcionam um sorriso perfeito e reduzem e eliminam problemas de má oclusão e dicção com tratamentos ortodônticos, além de habituar o público infantil a cuidar dos dentes e a aprender uma escovação correta.

Conta atualmente com 400 pacientes, sendo 200 ativos em tratamento ortodôntico.

O objetivo do reposicionamento é conseguir ampliar o número de pacientes mediante a divulgação da clínica.

*Ponto*

A clínica está localizada em uma das avenidas principais do centro da cidade de São Paulo, em um prédio que apresenta facilidades, como elevador, garagem, porteiros e seguranças. O edifício contém rampa para cadeirante e, como está localizado em um ponto central, o acesso a ônibus, táxi e metrô é bastante facilitado.

O consultório é formado por sete ambientes: recepção, dois consultórios, sala de esterilização, copa, banheiro e sala de estoque.

A recepção tem espaço para os pacientes conforme suas necessidades, brinquedos, revistas, jogos para as crianças, computadores e *games* para os adolescentes e TV e revistas atualizadas para os adultos.

O estoque encontra-se em uma sala reservada, onde os materiais são armazenados em ordem prioritária de uso, tudo controlado por meio de planilhas eletrônicas.

*Promoção*

O público-alvo são crianças e adolescentes entre 0 e 16 anos de idade.

As estratégias de propaganda são:

- Distribuição interna de *folders*
- Anúncios em jornais
- Anúncios em revistas especializadas em crianças
- Envio de mala direta eletrônica
- Inclusão de artigos sobre as especialidades com as quais trabalha em *sites*, revistas especializadas

- Construção do *site* do consultório, redes sociais, comunicação integrada entre os canais
- Todo o material publicitário com endereço eletrônico, *site*, telefones e endereços da clínica

Como estratégia de promoção utiliza-se a distribuição de brindes (*kits* de escova e pasta de dente) na primeira consulta, todos personalizados com a logomarca do consultório.

**Endomarketing.** As ações de *endomarketing* serão de motivação e comprometimento da equipe de trabalho, com reuniões e treinamentos buscando excelência nos relacionamentos internos e externos.

**Marketing direto.** Organização do banco de dados com as informações dos pacientes atualizadas para envio de mala direta, *e-mail marketing* e telefonemas.

## Preço

- **Objetivo:** elaboração de um preço justo que esteja de acordo com o público atendido e cubra os custos dos serviços, honorários dos dentistas, depreciação dos equipamentos e complexidade do tratamento.
- **Estratégia:** utilizar o valor agregado e o valor percebido para o estabelecimento do preço que esteja de acordo com a qualidade da clínica.
- **Comparação com a concorrência:** fazer um levantamento junto às clínicas concorrentes para verificar se o preço está de acordo com o praticado pelas outras clínicas que oferecem as mesmas especialidades (Quadro 7.2).

**Quadro 7.2** Comparação de preços com a concorrência

| | Preço ($) | Percentual (variação) |
|---|---|---|
| Preço de tratamento (base) | 1.200,00 | 100 |
| Likes Odontologia | 1.785,00 | 148,75 |
| Clínica A | 1.900,00 | 158,34 |
| Clínica X | 1.450,00 | 120,83 |
| Clínica Y | 1.100,00 | 91,67 |
| Clínica Z | 1.850,00 | 154,17 |

Fonte: baseado em Ambrósio & Siqueira; Reichman & Affonso, 2002.

- **Estrutura do preço** (Quadros 7.3 a 7.5): na formação de preços, devem ser considerados os valores reais e os impostos atuais.

**Quadro 7.3** Estrutura de preços

|  | Base | Paciente ($) |
|---|---|---|
| Custo direto |  | 300,00 |
| Preço de margem [1] | 150% | 450,00 |
| Preço unitário líquido |  | 950,00 |
| Impostos (5%) | 5% | 85,00 |
| Preço estimado ao paciente |  | 1.785,00 |

[1]Calculado sem custo direto unitário.
Fonte: baseado em Ambrósio & Siqueira, Reichman & Affonso, 2002.

**Quadro 7.4** Preço unitário líquido

|  | Paciente ($) |
|---|---|
| Pacientes atuais | 800,00 |
| Pacientes de anos anteriores | 740,00 |
| Pacientes que abandonaram | 570,00 |
| Considerar:<br>  Tempo de tratamento<br>  Preço de margem<br>  Custo material + manutenção |  |

Fonte: baseado em Ambrósio & Siqueira, Reichman & Affonso, 2002.

**Quadro 7.5** Estrutura de custos (por paciente)

|  | Base | Paciente ($) |
|---|---|---|
| Materiais |  | 200,00 |
| Instrumentais |  | 150,00 |
| Profissional |  | 400,00 |
| Custo total por paciente |  | 750,00 |
| Impostos + fretes |  | 75,00 |

Fonte: baseado em Ambrósio & Siqueira, Reichman & Affonso, 2002.

- **Custo do consultório:** na elaboração do preço são considerados os custos totais do consultório, levando em conta as diferenças de materiais, equipamentos, tempo de tratamento, custo de materiais adicionais, profissionais necessários e exames realizados para cada procedimento (Quadro 7.6).

**Quadro 7.6** Estrutura de custos do consultório

| | ($) |
|---|---|
| Materiais | |
| Instrumentais | |
| Profissional | |
| Equipe de trabalho | |
| Custos fixos:<br> aluguel, luz, condomínio, água, telefone, internet, conselhos de<br> classe, sindicatos, outros | |
| Valor agregado e valor percebido | |
| Custos de ações de *marketing* | |
| Taxas + impostos | |
| Contador | |

## IMPLANTAÇÃO DO PLANO

Definição das ações que serão implantadas, responsável, custo e tempo de cada ação (Quadro 7.7).

## AVALIAÇÃO E CONTROLE

Consistem na monitoração dos resultados, em que será avaliado periodicamente se as ações de *marketing* implantadas estão de acordo com os objetivos traçados e se existe alguma dificuldade na implantação do plano.

Pode ser elaborada uma planilha onde serão anotados os resultados para comparação com os objetivos.

Serão realizadas reuniões com os responsáveis de cada ação para avaliação, análise dos resultados financeiros atuais, receita mensal do consultório (atual) (Quadro 7.8) e definição das projeções futuras (Quadro 7.9).

## Quadro 7.7

| Ação | Prazo | Responsável | Custos ($)* |
|---|---|---|---|
| Pesquisas de mercado | Mês 1 | sócio | 300,00 |
| Análise de concorrência | Mês 1 | *marketing* | 200,00 |
| Definição do posicionamento | Mês 1 | *marketing* | 100,00 |
| Criação da logomarca | Mês 1 | *designer* | 500,00 |
| Criação da papelaria | Mês 1 | *designer* | 300,00 |
| Contratação de funcionários | Mês 1 | sócios | 400,00 |
| Treinamento da equipe | Mês 2 | *marketing* | 500,00 |
| Definição de canais de propaganda | Mês 1 e Mês 2 | *marketing* e sócio | 300,00 |
| Definição de brindes | Mês 1 e Mês 2 | *marketing* e sócio | 400,00 |
| Envio de *folders* | Mês 3 | secretária | 100,00 |
| Contatos com pacientes | Mês 1 e Mês 2 | secretária | |
| Agendamento das consultas | Mês 1 e Mês 2 | secretária | |
| Definição de preços | Mês 1 e Mês 2 | *marketing* e sócio | |
| Contato com fornecedores | Mês 1 e Mês 2 | secretária | |
| Compras | Mês 1 | sócio | 2.000,00 |
| Controle de estoque | Mês 2 e Mês 3 | secretária | |
| Pesquisas de satisfação | Mês 3 e Mês 4 | secretária | 300,00 |
| Avaliação das ações | Mês 2, Mês 3 e Mês 4 | *marketing* e sócio | |

*Custos ilustrativos.

## Quadro 7.8 Receita do consultório (mensal)

| Pacientes | $ |
|---|---|
| Em tratamento | 3.000,00 |
| Manutenção | 2.000,00 |
| Ortodontia | 2.500,00 |
| Odontopediatria | 3.400,00 |
| Total | 10.900,00 |

**Quadro 7.9** Projeção futura

|  | Em tratamento | Manutenção | Odonto-pediatria | Ortodontia | % |
|---|---|---|---|---|---|
| Ano 1 | 3.300,00 | 2.600,00 | 4.420,00 | 3.250,00 | 30 |
| Ano 2 | 4.356,00 | 3.432,00 | 5.834,00 | 4.290,00 | 32% |
| Ano 3 | 5.880,60 | 4.633,20 | 7.875,90 | 5.791,50 | 35% |

### Análise do retorno do investimento

Os métodos utilizados para medir o retorno sobre o investimento demonstram um potencial de retorno rápido.

### Análise de equilíbrio

Trata-se de sintetizar os pontos positivos e negativos do serviço proposto no plano de *marketing* e de cruzar as informações da análise do ambiente feita no início do planejamento com os resultados das ações implantadas (Quadro 7.10).

**Quadro 7.10** Análise de equilíbrio

| Pontos fortes | Pontos fracos |
|---|---|
| Qualificação dos dentistas<br>Infraestrutura de qualidade<br>Funcionários treinados e capacitados<br>Equipamentos com alta tecnologia<br>Localização de fácil acesso<br>Consultório informatizado<br>Forte investimento financeiro<br>Marca já conhecida<br>Investimento em mídias com acesso ao público-alvo | Alta concorrência<br>Preços mais baratos praticados pela concorrência |
| **Oportunidades**<br>Mercado em expansão<br>Facilidade de financiamentos para compra de materiais<br>Falta de administração dos concorrentes<br>Poder de compra do consumidor | **Ameaças**<br>Possibilidade de redução no poder de compra dos pacientes<br>Mudanças na economia<br>Baixas remunerações dos convênios |

*Programação*

A programação da implantação do plano de *marketing* da Likes Odontologia consistirá no modelo apresentado no Quadro 7.11.

**Quadro 7.11** Programação

| Atividade | Data Limite | Responsável |
|---|---|---|
| Aprovação do plano de *marketing* | 1º mês | *Marketing* |
| Aprovação do material de comunicação | 2º mês | *Marketing*/sócios |
| Apresentação do lançamento | 3º mês | *Marketing*/sócios |
| Início das ações do plano | 3º mês | Definição dos responsáveis conforme determinado no plano de ação |
| Reunião de avaliação | 6º mês | *Marketing*/sócios |
| Definição de novas estratégias | 6º mês | *Marketing*/sócios |

*Etapa final*

O plano de *marketing* não tem uma data final estipulada. As ações de monitoramento e controle serão avaliadas e, se necessário, novas etapas e estratégias serão incluídas ou modificadas as já existentes.

## Referência

1. Ambrósio e Vicente. Plano de *Marketing* Passo a Passo. Reichman e Affonso. Rio de Janeiro, 2002.

# CAPÍTULO 8

# Praticando o *Marketing*

Após a leitura dos capítulos anteriores, fica a pergunta: "E agora?" Agora é a hora de colocar em prática tudo o que foi discutido neste livro. Você já sabe a importância das ações de *marketing* na rotina do consultório, já está ciente de que se trata de um trabalho de equipe e que esta deve estar comprometida para realizar as ações com a mesma garra e determinação, já tem consciência de que é preciso adequar-se às necessidades do mercado, já está ciente de que sua imagem diz quem você é e já sabe que a ética precisa estar presente em sua rotina.

## LEMBRETES

- *Marketing* é estudo de mercado; analisa todas as variáveis que interferem direta ou indiretamente ou consultório.
- *Marketing* é planejamento e depende do engajamento dos envolvidos para apresentar resultados.
- As ações de *marketing* não são instantâneas, demoram um tempo para dar retorno.
- *Marketing* consiste no respeito ao cliente.
- *Marketing* é uma relação de troca. Você oferece serviços e o cliente se torna fiel.
- *Marketing* consiste no estudo dos hábitos e desejos do público-alvo.
- O consultório deve oferecer o que divulga.

- Preços não vendem, o que vende são os benefícios (qualidade, pontualidade, ética).
- O consultório deve ser preparado para o paciente.
- Os concorrentes não são seus inimigos, são apenas profissionais que realizam o mesmo tipo de trabalho que você.
- Atualização constante valoriza sua imagem.
- Não tenha medo das redes sociais, elas são necessárias e úteis, e é necessário saber como usá-las.
- Construa seu *site*.
- Comunique-se com seus pacientes.
- Comunique-se com seus funcionários.
- Pratique o *network*.
- Estude o mercado constantemente.
- Aprenda com os novos.
- Descubra a opinião de seus pacientes. Faça pesquisa de satisfação.
- Não tenha medo de mudar.
- Delegue funções.
- Saiba escutar sua equipe de trabalho – ela tem informações preciosas.
- Observe as mudanças do mercado.
- Pratique a filosofia da melhoria contínua.
- Informe-se sempre.
- Mude hábitos, construa atitudes.
- Saia da zona de conforto.
- Enfrente o desconhecido, e ele o fortalecerá.
- Amplie seus horizontes.

# FORMULÁRIO PARA AVALIAÇÃO DO CONSULTÓRIO

1) Há quantos anos seu consultório está no mercado?

2) Quais as especialidades atendidas?

3) Quantos funcionários você possui?

4) Quantos pacientes atende por mês?

5) Qual a sua receita bruta?

6) Quais os custos mensais de seu consultório?

7) Você tem controle da inadimplência do consultório?

8) Como você avalia seus pacientes?

9) Qual a imagem que seus pacientes têm de você?

10) Como é seu relacionamento com seus pacientes?

11) Como você avalia o atendimento do consultório?

12) Você pratica alguma ação de marketing? Em caso afirmativo, qual?

13) Qual o ponto positivo do consultório?

14) O que você gostaria de melhorar no consultório?

15) Como você avalia sua concorrência?

16) O que você considera como o diferencial de seu consultório atualmente?

17) Qual o canal de comunicação de seu consultório com o paciente?

18) Quais modificações pretende fazer no consultório nos próximos meses?

Observações:

Preencha o formulário com o máximo de detalhes. Seja sincero em suas respostas. Os objetivos deste formulário são a análise da situação atual de seu consultório e a avaliação dos pontos que precisam ser trabalhados.

Reserve uma hora do dia para fazer essa análise e considere todos os pontos citados, pois o conjunto deles levará aos objetivos e metas que devem ser traçados.

Se você já fez uma análise similar, refaça o formulário para verificar se ocorreu alguma mudança ou inovação.

Com certeza, essa ferramenta irá ajudá-lo a fazer o plano de *marketing*, pois você poderá ter um ponto de partida, conhecendo os pontos fortes e fracos de seu consultório e cruzando as informações do estudo que você pode fazer do mercado.

A análise do microambiente inclui outras variáveis, como fornecedores e localização. Inclua essas informações no espaço destinado às observações.

Não faça a análise final no mesmo dia em que você responder o formulário. Primeiro responda e depois de, no mínimo, 2 dias analise e faça uma nova análise 2 dias depois da primeira, e então trace os resultados encontrados.

Com isso você terá certeza de suas respostas, e o exercício será utilizado da maneira correta.

A ansiedade para responder pode, muitas vezes, prejudicar a análise correta.

Tenha calma e boa sorte!

# CAPÍTULO 9

# A Visão dos Dentistas sobre o *Marketing* na Odontologia

"Costumo dizer que algumas discussões são tão desnecessárias quanto uma máquina de escrever. A importância ou não do *marketing* na odontologia é uma delas. Não cabe mais esse questionamento. É óbvio que nós, cirurgiões-dentistas, temos muito a nos beneficiar com a aplicação dos fundamentos do *marketing*. Aliás, por que seria diferente? Qual a diferença de nosso serviço em relação aos diversos outros oferecidos no mercado? O que nos tornaria tão superiores a ponto de ignorarmos importantes técnicas brilhantemente aplicadas em diversos segmentos? Em um mundo tão veloz e competitivo como o nosso, fixar alguma mensagem na mente do consumidor é algo cada vez mais complexo, não sendo possível fazê-lo de forma empírica. E o *marketing* está aí, à nossa disposição, justamente para nos ajudar. Somente quando acordarmos e entendermos que nossos concorrentes não são nossos colegas de profissão, mas sim os automóveis, celulares, viagens, joias, televisores 3D, 4D, 5D, é que ficará clara a importância desta ciência em nossa vida profissional. Quem ainda não despertou para esta realidade vai despertar ou, no máximo, será convidado por seu ex-cliente para um cineminha 3D em sua casa..."

*Paulo Murilo Oliveira da Fontoura JR CD – CRO-RJ 19435*
*Diretor do Departamento de Congressos – ABO-RJ*

"O *marketing* ajuda a viabilizar a sobrevivência do consultório dentário com a prática de atendimento particular, fazendo com que o dentista consiga tranquilidade para executar uma odontologia de acordo com seus ideais e de alta qualidade."

*Luis Alberto Pontes CD – CRO-RJ 16.704*
Diretor do Instituto Brasileiro de Pós-Graduação
Odontológica – IBPO

"O mundo mudou, as necessidades mudaram, e com isso o consumidor passou a ter nova visão e um perfil mais exigente, em um contexto mais questionador. Com isso, a odontologia também sofreu mudanças, e as especialidades alcançaram evoluções de conceitos e técnicas em estética e minimamente invasivas. Portanto, para acompanhar esta era chega o *marketing* com suas ferramentas, desenvolvendo uma nova forma de trabalho e conduta na gestão profissional, em que desde pequenos consultórios até grandes clínicas sentiram a necessidade de um olhar maduro de gerenciamento.

O *marketing* não está de modo algum limitado à propaganda. As diversas ferramentas que integram esse segmento orientam a organização do trabalho com treinamento de equipe; motivam o paciente com técnicas instrutivas e informativas dos recursos atuais para gerar a saúde bucal, em que a prevenção, a correção e a finalização estética são tônicas de um sorriso harmônico, traduzindo bem-estar e elevação da autoestima; o gerenciamento financeiro para que os recursos não sejam utilizados de maneira errada e desigual e o profissional consiga ter remuneração adequada; por fim, a composição de ambiente e espaço físico de boa qualidade, limpo, arejado, onde o paciente se sinta confiante e com bem-estar, já que este é absolutamente sensorial e somente buscará nosso estabelecimento quando agradável a todos os sentidos, desde beleza, higiene, cheiro e atenção dispensada.

Desse modo, o *marketing* passou a ser ferramenta essencial nos consultórios para condução de toda a logística do tratamento, desde a formação do planejamento, o plano de trabalho com fotos, ensaios de como ficará o trabalho final, a priorização estética com mudança na estrutura do sorriso, a necessidade da multifatoriedade das especialidades integradas na confecção do tratamento final, até a condução de montagem e estrutura do orçamento e as condições de pagamento. O profissional de saúde, durante sua formação acadêmica, aprende a identificar e executar estratégias de tratamento de patologias, não aprende a administrar, a estruturar métodos de trabalho, a formar e treinar equipe, a harmonizar ambientes. Com o conhecimento do *marketing*, o profissional passa a ter um olhar no conjunto, na organização, uma atenção no gerenciamento de ideias e execuções de tarefas que conferem total diferença à estrutura integral do atendimento. E é isso que nós profissionais buscamos, a diferenciação, e é isso que seu paciente deseja, a qualidade. Bem-vindo ao *marketing* e suas ferramentas organizacionais."

*Rosana Carvalho CD – CRO-RJ 12.808*

"Atualmente, não consigo visualizar a clínica odontológica sem o *marketing*. A cada ano que passa sinto mais e mais a interação do *marketing* com o nosso cotidiano, seja em grandes ações, como treinamento de pessoal, divulgação gráfica, parcerias com outras empresas, seja no dia a dia, com um bom atendimento ao cliente, fazendo com que ele se sinta à vontade na nossa clínica, criando a necessidade nele de realizar o tratamento; enfim, criando um laço positivo com ele. Não só o *marketing* da clínica, mas também o *marketing* pessoal é muito importante. Desde que passei a aplicar o que aprendi nas consultorias, só tenho colhido bons frutos."

*Heloisa Machado CD – CRO-RJ 20.024*

"Durante minha formação na faculdade, que finalizou em 1986, a visão da profissão era bem diferente da que estamos vivenciando atualmente. O profissional se formava e montava um consultório onde, paulatinamente, ia construindo sua clientela a partir da credibilidade conquistada com os primeiros pacientes, a famosa publicidade boca a boca. Claro que o *marketing* intuitivo auxilia, ou seja, a forma de abordar o paciente, a organização, limpeza e apresentação do consultório, assim como a atenção dispensada ao paciente. Porém, um bom dentista sempre conseguia boa clientela a um bom preço. Atualmente, com a grande quantidade de profissionais no mercado, esta estrutura antiga deu lugar a grandes clínicas, com *marketing* pesado, dando oportunidade de atendimento a uma parcela da população que não tinha condições de ser atendida no modelo anterior.

Acredito que ainda há lugar para as duas estruturas. A primeira se apoiando em fatores intangíveis como qualidade e exclusividade, onde a alta qualificação do profissional é o fator decisivo, e não o valor cobrado. Já na outra estrutura, o preço será o fator determinante na escolha do paciente, porém, se a clínica não possuir um lastro de qualidade, a tendência é de um sucesso efêmero. Portanto, na minha opinião, o *marketing* pode ser considerado um agente catalisador para o sucesso, mas sempre vai depender da qualidade do profissional."

*Prof. Marcos Cezar Ferreira – CRO-RJ 16042*
Doutorando em Ortodontia – FOB/USP
IOM/Faculdade de Odontologia de Vassouras/ABO-Niterói

"Acredito ser de suma importância o *marketing* profissional, além do compromisso com a qualidade do conhecimento e do atendimento ao paciente. O *marketing* de um profissional liberal é importante e deve ser feito para manutenção e conquista de novos pacientes. Nos dias de hoje, em que a concorrência no mercado odontológico é grande, estamos passando por um fato novo, devendo nos qualificar, oferecer serviço de qualidade e ainda atuar com *marketing*. Por meio de estratégias de *marketing*, podemos alcançar esses pacientes, porém mantê-los depende de vários fatores, como atendimento de qualidade, aprimoramento profissional e manutenção de *marketing* dentro dos parâmetros legais e éticos."

*Maurício Donner Jorge CD – CRO-RJ 17272*
Diretor do Instituto de Odontologia Multidisciplinar – IOM

"O *marketing* é fundamental para o crescimento e o desenvolvimento de todos os profissionais. Tornar sua clínica conhecida e fidelizar seus pacientes é a eterna busca de cada profissional de saúde. A odontologia hodiernamente é uma profissão extremamente competitiva e dinâmica, e os antigos profissionais que buscavam apenas o conhecimento técnico estão com os dias contados. Hoje, o dentista deve se adaptar às alterações praticamente diárias do conhecimento humano e se preocupar também com o relacionamento com seus pacientes, com a sociedade e a sustentabilidade, se aliando a essa ferramenta essencial conhecida como *marketing*."

*Marcelo Rebello CD – CRO-RJ 21.486*

"*Marketing* é tudo. Envolve a relação interpessoal e é muito importante na vida dos profissonais que querem mostrar e desenvolver um trabalho focado na determinação do público-alvo, no qual desejamos atuar. Com o *marketing* podemos mostrar, com ética, o que podemos oferecer. No meu caso, identifico o atendimento no consultório odontológico como um trabalho de excelente qualidade."

*Lucila Von Held CD – CRO-RJ 13.198*
*Diretora Social da Geral da ABO*
*Regional Duque de Caxias – RJ*
*Julio César Marques CD – CRO-RJ 13199*
*Coordenador do Curso de Implante da Geral ABO*
*Regional Duque de Caxias – RJ*

"A importância do *marketing* no consultório está em elaborar as estratégias que serão aplicadas no dia a dia com o objetivo de satisfazer as necessidades e os desejos dos pacientes, com o uso de ações selecionadas que proporcionem uma prestação de serviços de qualidade e de acordo com o Código de Ética Odontológica."

*Abilio Carneiro Souza Filho CD – CRO-RJ 19895*
*Conselheiro Fiscal ABO Caxias*
*e Delegado Regional do CRO-RJ*

"Acredito que, além da constante atualização técnica de nossa profissão, o cirurgião-dentista deva se preocupar em desenvolver um bom relacionamento com seu cliente/paciente. Em minha opinião, o *marketing* é uma ferramenta indispensável na construção e manutenção dessa relação. Praticar diariamente o bom *marketing* não requer muito investimento e pode ser tão simples quanto manter as revistas da sala de espera atualizadas, retornar as ligações dos pacientes, ter recepcionistas cordiais em um consultório com um ambiente agradável."

*Felipe Costa – CRO-RJ 24261*
Especialista em Endodontia e Radiologista Odontológica
Diretor Científico – DRX Radiologia Odontológica Digital

"O *marketing* é ferramenta indispensável no desenvolvimento da carreira de qualquer profissional."

*Sady Oliveira da Silva Jr. – CD – CRO-RJ 18.243*
Secretário-Geral ABO
Regional Duque de Caxias – RJ

"O *marketing* e a publicidade na área odontológica utilizam as inovações do mercado para comunicar-se com o bem mais precioso da odontologia, o paciente. Como exemplo podem ser citadas as mídias sociais, *facebook*, *twiter*, *you tube* e a internet em geral. Por isso, as estratégias usadas precisam estar em sintonia com os aspectos regionais e locais, como as necessidades e os hábitos do dentista, do público-alvo e dos concorrentes."

E para potencializar essas estratégias de *marketing* na área odontológica, o profissional (dentista) deve ficar sempre atento às mudanças de comportamento e dos hábitos da sociedade em geral, para começar a captar mais consumidores para seu produto – que, no caso do cirurgião-dentista, é um lindo sorriso – e abusar da criatividade e inovação nos serviços."

*Aurélio da Costa Pires – CD – CRO-RJ 20.963*
1º Secretário ABO Regional Duque de Caxias – RJ

# CAPÍTULO 10

# Comentários Finais

*"A vida é como andar de bicicleta. Para conseguir o equilíbrio, você precisa se manter em movimento."*
(Albert Einstein)

Na conclusão deste livro, deve ser enfatizado que não existe um ponto final para as estratégias de *marketing*, e sim uma continuação do planejamento e uma constante avaliação dos resultados.

São essas avaliações que irão impulsionar o próximo passo, que deve ser mais elevado do que o primeiro, demonstrando assim que as estratégias estão sendo aplicadas corretamente e que o retorno está sendo bem animador.

No entanto, caso o cenário não apresente o resultado esperado, não se deve desanimar, pois isso costuma acontecer com muitas empresas e não passa do reflexo de ações mal planejadas, mal aplicadas ou de monitoramento falho.

Inúmeras organizações procedem a várias reaplicações de estratégias de *marketing* até conseguirem ajustá-las ao que realmente combina com a empresa, com os objetivos e com o público.

Para definição do processo de *marketing* adequado às necessidades, deve-se investir em estudo de mercado e pesquisas junto aos públicos-alvo, considerando sempre que as mudanças desses agentes são uma realidade constante, e quanto mais informações estiverem à disposição, maiores serão as oportunidades de sucesso na execução do planejamento.

O plano de *marketing* nada mais é do que o cruzamento do resultado do estudo do mercado com as pesquisas do público e os objetivos do consultório.

Esses resultados tornarão possível a tomada de decisões corretas e a escolha das ferramentas apropriadas para a execução das ações.

Nem toda ação estratégica funcionará para um consultório em particular, se não estiver de acordo com o perfil do público atendido ou com o que será prospectado.

Por isso, é aconselhável avaliar o consultório e todos os resultados obtidos nos últimos anos, assim como fazer um levantamento dos pacientes captados e fidelizados.

O serviço odontológico tem seu ciclo de vida, o que significa dizer que, junto ao crescimento, deve-se ter cuidado para que o serviço não se torne obsoleto na maturidade, criando oportunidades para a concorrência e um declínio posterior.

Após o planejamento, o serviço é implantado no mercado e seu crescimento ocorrerá de acordo com as características que satisfaçam o consumidor, a tecnologia utilizada ou as atitudes que representem o diferencial, levando o consultório a ser um referencial na prestação de serviços e tornando-se bem-sucedido.

A maturidade, etapa posterior ao crescimento, pode representar um desafio, dado o risco de acomodação dos gestores que acreditam não ser mais necessário implantar novas ações ou tecnologias devido ao sucesso do serviço. E é nesse ponto que surge o perigo, pois a concorrência se aproveita das falhas e se destaca no mercado.

As ações propostas neste livro são direcionadas para estimular o dentista a conhecer melhor seu paciente, a manter um relacionamento harmonioso tanto com o público externo como com o interno (funcionários, fornecedores etc.), visando a um conhecimento mais amplo do ambiente de trabalho e das necessidades dos pacientes, aprimorando as técnicas de serviços prestados e implantando melhorias contínuas na rotina, de modo a obter reconhecimento profissional e, consequentemente, financeiro.

Cada atitude do dentista irá compor sua imagem profissional, a qual estará intimamente ligada à imagem do consultório e vice-versa.

O que é formado na mente do paciente é a imagem do dentista + consultório + equipe + serviço prestado + divulgação em geral + postura + ética etc.

A responsabilidade do dentista vai muito além da cadeira do consultório, ele é o iniciador de todo o processo de tratamento, cuidador dos mínimos detalhes, solucionador dos problemas, aquele que eleva a autoestima, que se preocupa com o bem-estar do paciente, que devolve a autoconfiança.

Enfim, é ele o responsável pelo sorriso perfeito.

É com essa consciência que cada paciente entra em seu consultório, esperando ser surpreendido pela excelência dos serviços prestados e pela qualidade no atendimento.

O *marketing* trata de todos esses aspectos como elementos fundamentais na aplicação das estratégias, proporcionando um ambiente acolhedor, uma equipe coesa, a sintonia de atitudes e uma prestação de serviços perfeita ao público-alvo, e ajustando o organizacional e o operacional, de modo a criar uma sinergia que resultará em uma gestão eficiente.

De nada adianta o aumento de pacientes se o consultório não apresentar uma boa saúde financeira. Cabe ao dentista administrar as finanças do consultório para que as ações de *marketing* surtam efeito.

Uma boa administração é a base de todo o sucesso.

Por último, deve ser acrescentado que a todas as ações e estratégias implantadas soma-se a paixão pelo trabalho, quando o dentista verdadeiramente veste a camisa do consultório e se motiva para o dia a dia, sabendo lidar com as dificuldades por meio de um trabalho sério, dedicação e empenho.

Deve ser sempre lembrado que o *marketing* é um processo de troca, onde a conquista de mercados e pacientes está diretamente relacionada com os serviços oferecidos pelo consultório.

# Índice Remissivo

**A**

Ações de marketing, 49-69
- dentista no dia a dia, 52
- - brindes, 56
- - consulta inicial, 53
- - divulgação de artigos, 53
- - investir em si próprio, 52
- - layout, 55
- - marketing pessoal, 58
- - material de papelaria, 56
- - mídia, 54
- - palestras, 54
- - participação em eventos, 53
- - pesquisas de satisfação, 56
- - remodelar o consultório, 52
- ética, 68
- responsabilidade
  socioambiental, 60
- serem implantadas, 51
- tecnologia usada a favor do
  profissional, 62
Administração da empresa, 71
Ambiente, 13, 92

Análises
- ambiente, 92
- - exemplo, 97
- equilíbrio, 96
- - exemplo, 104
- PEST, 5
- SWOT, 4
Apresentação pessoal, 45
Artigos, divulgação, 53
Atendimento do paciente
- mal-atendido, 25
- qualidade, 24
- recepção, 13
Atrasos eventuais, 13

**B**

Benchmarking (observação da
  concorrência), 34
Blogs, 63
Brindes, 56

**C**

Cliente, 10

Código de ética odontológica, 18, 68

Colaboração, 41

Comprometimento profissional, 44

Compromisso, 41

Comunicação por telefone, 46

Confiabilidade, 23, 24, 41

Confidencialidade, 41

Consulta inicial, 53

Consultório, 13
- atividades, 74
- formulário para avaliação, 109
- missão, 22
- remodelar, 52

Consumidor, 10

Controle, 77
- adoção da medida corretiva, 79
- comparação do desempenho com o padrão estabelecido, 78
- estabelecimento de padrões ou critérios, 78
- observação do desempenho, 78

Credibilidade, 41

Criação da marca, 92
- exemplo, 98

Custos do consultório
- exemplo, 102
- fixos, 79
- variáveis, 79

**D**

Dentista, ações no dia a dia, 52
- brindes, 56
- consulta inicial, 53
- divulgação de artigos, 53
- investir em si próprio, 52
- layout, 55
- marketing pessoal, 58
- material de papelaria, 56
- mídia, 54
- palestras, 54
- participação em eventos, 53
- pesquisas de satisfação, 56
- remodelar o consultório, 52

Direção/liderança, 75

Divulgação de artigos, 53

**E**

E-mails, respostas, 47

Empatia, 23, 24

Endomarketing, 16
- exemplo, 100

Equipamento, tecnologia, 62

Equipe de trabalho, 37-48
- comprometimento e produtividade, 44
- comunicação por telefone, 46
- investimento em treinamento, 39
- motivação, 38
- relacionamento interpessoal, 40
- responder aos e-mails, 47
- uniformes e apresentação pessoal, 45

Estratégias de marketing, 3

Ética, 41, 68

Eventos, participação, 53

**F**

Fatores
- econômicos e políticos, 4

- macroambientais, 4
- microambientais, 4
Fidelização, 68

**G**
Gestão do consultório, 71-81
- controle, 77
- direção/liderança, 75
- financeira, 79
- funções da administração, 71
- organização, 73
- planejamento, 71

**H**
Heterogeneidade, serviço, 12
Hipóteses econômicas, 95
Hora da verdade, 23

**I**
Implantação do plano, 94
Inseparabilidade, serviço, 12
Inteligência emocional, 42
Internet, 63
Investimento em
    treinamento, 39

**L**
Layout do anúncio, 55
Liderança, 75
- compartilhar, 76
- delegar, 76
- determinar, 76
- persuadir, 76
- promoção do diálogo, 77
Lucro, 80

**M**
Mal-atendido, 25
Marca, criação, 92
- exemplo, 98
Marketing, 1-7
- análise
- - PEST, 5
- - SWOT, 4
- conceitos, 2
- estratégias, 3
- odontologia, 9-36
- - criação de valores para o
    consultório, 19
- - hora da verdade, 23
- - missão do consultório, 22
- - mix de marketing, 11
- - observar a concorrência
    (*benchmarking*), 34
- - paciente, 9
- - perfil do paciente, 10
- - pessoal, 58
- - plano, 7, 91-105
- - ponto, 14
- - posicionamento, 19
- - prática, 107
- - preço, 17
- - promoção, 14
- - qualidade total, 24, 83-90
- - relacionamento com os
    pacientes, 28
- - serviço prestado, 12
- - visão dos dentistas, 111
- tático, 93
- - exemplo, 98
Material de papelaria, 56
Mídia, 54
- sociais, 63

Missão do consultório, 22
Mix de marketing, 11
Motivação, equipe de
    trabalho, 38

**N**
Networking, 59

**O**
Objetivos do planejamento, 93
Observação da concorrência, 34
Odontologia, marketing, 9-36
Organização, 73

**P**
Paciente, 9
- perfil, 10
Palestras, 54
Parâmetros do serviço, 95
Participação, 41
Perecibilidade, serviço, 12
Pesquisas de satisfação, 56
PEST, análise, 5
Pirâmide de Maslow, 38
Planejamento, 71, 92
- estratégico, 72
- exemplo, 97
- operacional, 73
- sumário executivo, 92
- tático, 73
Plano de marketing, 91-105
- ação 5W2H, 7
- análise de equilíbrio, 96
- avaliação e controle, 95
- exemplo, 97
- implantação, 94

- programação, 96
- resultados financeiros, 95
- sumário executivo, 92
- tático, 93
- - ponto, 93
- - preço, 94
- - produto (serviço), 93
- - promoção, 93
Ponto (localização do
    consultório), 11, 92, 93
- exemplo, 99
Pós-atendimento, 14
Posicionamento da
    empresa, 19
- exemplo, 98
Preço, 11, 17, 94
- exemplo, 100
Presteza, 23, 24
Produtividade profissional, 44
Produto, 11, 93
- tecnologia, 62
Programação, plano de
    marketing, 96
- exemplo, 105
Promoção, 11, 14, 93
- estratégias, 16
- exemplo, 99
Propaganda, 15
Público-alvo, 10, 92

**Q**
Qualidade no atendimento,
    24, 83-90
- modelo 5 S, 84
- SEIKETSU (senso de
    higiene), 88

- SEIRI (senso de utilização), 85
- SEISO (senso de limpeza), 87
- SEITON (senso de ordenação), 86
- SHITSUKE (senso de autodisciplina, educação e compromisso), 88

**R**

Realização pessoal, 38
Recepção, atendimento do paciente, 13
Relacionamento
- interpessoal, 40
- pacientes, 28
Remodelar o consultório, 52
Respeito, 41
Respondendo aos e-mails, 47
Responsabilidade socioambiental, 60
Resultados financeiros, 95
- análise do retorno do investimento, 96
- demonstração dos resultados, 95
- hipóteses econômicas, 95
- parâmetros do serviço, 95
Retorno do investimento, análise, 96
- exemplo, 104

**S**

Segurança, 23, 24
Seiketsu (senso de higiene, asseio e saúde), 88
- ação no consultório, 88

- benefícios, 88
Seiri (senso de utilização), 85
- ação no consultório, 85
- benefícios, 85
Seiso (senso de limpeza), 87
- ação no consultório, 87
- benefícios, 88
Seiton (senso de ordenação), 86
- ação no consultório, 86
- benefícios, 86
Serviços, 12
- exemplo, 98
- inseparabilidade ou simultaneidade, 12
- perecibilidade, 12
- prestado, 12
- realização, 13
- variabilidade ou heterogeneidade, 12
Shitsuke (senso de autodisciplina, educação e compromisso), 88
- ação no consultório, 89
- benefícios, 89
Simultaneidade, serviço, 12
Site do consultório, 63
Sumário executivo, 92
- análise do ambiente, 92
- criação da marca, 92
- exemplo, 97
- objetivos, 93
- posicionamento do consultório, 92
- público-alvo, definição, 92
SWOT, análise, 4

**T**
Tangibilidade, 23, 24
Tecnologias, 65
- aspectos legais, 68
- consultório, benefícios, 67
- produtos e equipamentos, 62
*Top of mind*, 20

Treinamento, investimento, 39

**U**
Uniformes, 45

**V**
Variabilidade, serviço, 12